KB260126

눌원보건문고 16

암 정복을 위한 국가전략

National Cancer Control Programmes
—Policies and managerial guidelines

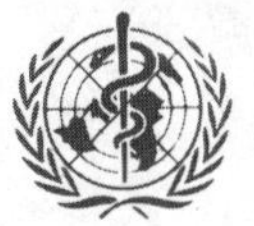

서울대학교 의과대학
암연구소 옮김

세계보건기구 World Health Organization

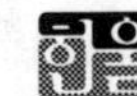

　　세계보건기구는 국제적인 건강문제와 공중보건에 대해 일차적인 책임을 지는 국제연합의 전문기구이다. 1948년 조직된 이 기구를 통해 약 170개국의 보건의료 전문가들은 서로의 지식과 경험을 교환하고 2000년까지 전인류가 사회경제적으로 생산적인 삶을 영위할 수 있게 하는 건강 수준에 도달할 수 있도록 노력하고 있다.

　　세계보건기구는 포괄적인 보건의료서비스, 질병 예방과 관리, 환경위생 개선, 보건의료인력 개발, 생의학 발전과 보건의료서비스 연구 조정, 보건사업 기획과 실행을 증진시키고 회원국간의 직접적인 기술협력과 협조망을 구축하는 것을 돕는다.

　　이런 폭넓은 분야의 노력에는 회원국 전국민을 포괄하는 일차보건의료체계 개발, 모자보건 증진, 영양실조 개선, 말라리아나 결핵, 나병 같은 전염병 관리, 에이즈 예방과 관리를 위한 전세계적인 전략 조정, 예방할 수 있는 질병에 대한 면역증진활동 강화와 천연두 박멸, 정신건강 증진, 안전한 식수 공급, 모든 범주의 보건인력교육 등의 다양한 활동이 망라되어 있다.

　　인류의 더 나은 건강을 위해서는 생물학적 물질, 살충제, 약품에 대한 국제표준 설립, 환경보건 기준 설정, 약품의 일반명 사용 권장, 국제보건규약 관리, 질병과 관련 건강문제의 국제적 통계 분류 개정, 보건통계 정보 수집과 분배 등에 대한 고려 또한 필요하다.

　　다양한 세계보건기구 주관 사업에 대해 더 자세한 정보를 얻으려면 세계보건기구의 간행물들을 참고하면 된다.

역자서문

아직도 이 지구상에는 매년 9백만의 인구가 암에 걸리고 있고 이 중 약 5백만이 암으로 목숨을 잃고 있다고 한다. 지금보다 더 효과적인 관리가 되지 않는다면 이 수는 점차 늘어나게 되며 더구나 이러한 문제가 의료자원이 상대적으로 연약한 개발도상국을 중심으로 주로 나타날 것으로 전망하고 있다.

우리나라에서도 암에 대한 문제는 매우 심각한 수준에 와 있다. 1993년을 기준으로 한 해 약 5만 명이 암으로 사망하고 있으며 이는 국내 사인순위 1위에 해당한다. 그리고 암과 관련하여 병원에 입원을 하거나 외래 진료를 하는 사람이 약 25만 명으로 집계되고 있다. 이들이 지불하는 진료비만 해도 2천 5백억으로 우리나라 모든 환자들이 지불하는 진료비의 약 10%에 해당된다. 이러한 숫자는 의료보험 환자에 한한 것으로 비공식 부문의 의료를 많이 이용하는 암 환자들의 행태를 고려할 때 암 환자 진료에 사용되는 진료비는 집계된 것보다 훨씬 많을 것으로 보인다. 다행스럽게도, 최근 정부와 학계에서 '암 정복 10개년 계획수립위원회'를 발족하여 암 정복을 위한 국가단위의 프로그램을 수립하고 구체적인 실행 전략을 수립한 바 있다. 이 책의 번역도 이러한 차원에서 진행되었다.

이 책은 전 세계 각국의 관심에 따라 세계보건기구의 전문가 회의를 통해 완성된 것으로 보건정책 결정가는 물론 암 관리에 관심이 있는 행정가, 학자, 병원의 관리자 모두에게 유용한 지침서로 활용할 수 있도록 하였다. 이 책은 크게 3부로 구성되어 있다. 제1

6

부에서는 암의 본질과 원인에 대해서 고찰하고 있으며 이를 통해 암에 관해서 국가 수준의 관리의 필요성과 근거를 제시하고 있다. 제2부에서는 암 관리의 접근 방향에 대한 것을 주로 기술하고 있는데 1차예방과 조기진단, 암의 치료, 고식적 치료에 대한 원인, 그리고 암 연구에 관해 기술하고 있다. 제3부는 이 책의 본론에 해당되는 것으로 국가 단위의 포괄적 암 관리체계의 확립과 운영에 대한 정책방향과 지침을 동시에 제시하고 있다.

일반 대중들은 암을 아직도 삶의 질뿐만 아니라 생명 그 자체를 위협하는 가장 심각한 질병의 하나로 인식하고 있다. 암에 걸린 환자가 마음 깊이 의지할 곳 없이 죽음과 공포로 이 병원 저 병원으로 옮겨 다니는 현실을 올바로 진단하고 이들에게 가장 바람직한 진료처를 필요한 시기에 가장 적절하게 제시할 수 있도록 하는 데 기여하고자 함이 이 책을 번역한 목적이기도 하다. 포괄적인 국가 단위의 암 관리 프로그램의 확립은 단순히 하나의 질병을 극복한다는 차원을 넘어 복지국가 실현을 위한 사회문화적 당위이기도 하다는 사실을 암 관련 전문가와 정책 결정가 모두가 유념할 수 있기를 바라는 마음 간절하다. 끝으로 암 정복 10주년 계획수립위원회 활동을 지원하고 이 책의 번역과 감수를 위해 고생한 방영주, 김우호, 이원철, 이영성 선생의 수고에 감사드린다. 그리고 이 책의 출판이 가능하도록 배려해 주신 서울의대 의료관리학교실 신영수 선생님과 눌원문화재단에 대해서도 심심한 감사의 뜻을 전한다. 아울러 이 책의 잘못된 번역은 전적으로 번역자의 책임임을 밝혀두고자 한다.

1996년 6월
서울대학교 의과대학 암연구소
소장 박재갑

서문

세계 여러 나라에서 암은 점점 더 중요한 국가 보건과제가 되어가고 있다. 암 관련 의학지식은 상당히 발전하여 조기진단과 적합한 치료(고식적 치료)로 모든 발생 암의 1/3은 예방시킬 수 있으며, 더 나아가 치료율도 향상시킬 수 있다. 이러한 지식을 바탕으로 암 관리를 하기 위해서는 범 국가적 기반이 필요하다.

이 책은 이러한 지침을 제공하기 위한 목적으로 발간되었다. 그러므로, 의료영역의 정책결정자뿐 아니라 연구소, 보건복지부를 비롯하여 개인적으로 암 관리에 관심이 있는 사람들에게도 도움이 될 것이다. 또한 이 책은 실제로 적용할 수 있도록 쉬운 용어들을 사용하여 기술하였다.

이 책은 최근 세계보건기구가 지난 12년간 세계보건기구의 도움으로 국가 암 관리를 시행한 세계 여러 나라의 경험을 바탕으로, 국가 암 관리사업을 확대 발전시키려고 하는 시점에서 시기 적절하게 발간되었다. 게다가 세계보건기구 회원국들이 서기 2000년까지 '인류 모두의 건강(Health for all)'을 목표로 국가 보건사업전략을 계획하고 있는 만큼, 국가 암 관리분야는 점점 더 그 영역을 넓혀야만 한다.

이 책은 1991년 11월 25~29일에 스위스 제네바에 있는 세계보건기구 본부에서 열린 국가 암 관리 프로그램 실무모임 후에 초고가 만들어졌다. 초고는 앤토니 B. 밀러(Anthony B. Miller: 세계보건기구 암과 고식적 치료, 방문과학자)와 얀 스테른베르트(Jan

Stjernsward: 세계보건기구 암과 고식적 치료, 책임자)가 편집을 맡았다. 이 책은 레스터 브레슬로우[Lester Breslow: 미국 캘포니아주 캘리포니아 대학 보건대학원 및 존슨 종합 암센터(Jonsson Comprehensive Cancer Center)]의 보고서와 편집진들의 보고서를 기반으로 하여 쓰여졌다. 최종 원고는 1993년 9월 26일 ~10월 1일에 캐나다 앨버타 주 반프에서 열린 국가 암 관리 프로그램 실무회의 후에 완성되었다.

40개국 이상이 이미 국가 암 관리사업을 제도화하거나 원칙과 운영에 대한 포괄적인 기초작업을 하고 있다. 2000년에는 100개국이 넘을 것을 목표로 삼고 있다. 사업시행을 위하여 지표를 주의깊게 모니터하고 평가한 일부 프로그램은 예시용 프로그램으로 사용될 것이다.

암과 고식적 치료
세계보건기구 책임자
얀 스테른베르트(Jan Sternsward)

감사의 말

다음은 지난 1991년 11월 25~29일 제네바에서 열렸던 국가 암 관리사업 관련 세계보건기구 1차 실무회의에 참석하여 도움을 주신 분들입니다. 이 분들의 노고에 감사드립니다.

Mr W. A. Adair, Cancer 2000, Toronto, Canada.

Dr K. Anantha, Kidwai Memorial Institute of Oncology, Bangalore, India.

Dr B. Armstrong, International Agency for Research on Cancer, Lyon, France.

Dr J. M. Borras, Department of Health and Social Security, Government of Catalonia, Barcelona, Spain.

Dr L. Breslow, Center for Health Promotion/Disease Prevention, School of Public Health, Los Angeles, CA, USA.

Dr R. Camacho, National Institute of Cancer and Radiobiology, Havana, Cuba.

Dr H. Danielsson, Cancer and Palliative Care, World Health Organization, Geneva, Switzland.

Dr L. Fenandez, National Institute of Cancer and Radiobiology, Havana, Cuba.

Dr J. A. M. Gray, Oxfordshire Department of Public Health, Herrington, England.

Dr J. D. F. Habbema, Department of Public Health and Social Medicine, Erasmus University, Rotterdam, Netherlands.

Dr T. Hakulinen, Finnish Cancer Registry, Institute for Statistical and Epidemiological Cancer Research, Helsinki, Finland.

Dr R. C. Hickey, International Union Against Cancer, Geneva,

Switzerland.

Dr N. A. Jafarey, College of Physicians and Surgeons, Karachi, Pakistan.

Dr L. M. Jerry, Alberta Cancer Program, Calgary, Canada.

Dr C. F. Kirre, World Health Organization Regional Office for Africa, Brazzaville, Congo.

Dr L. Komarova, Cancer Research Centre, Moscow, Russian Federation.

Dr V. Koroltchouk, Cancer and Palliative Care, World Health Organization, Geneva, Switzland.

Dr G. Llanos, WHO Regional Office for Americas, Washington, DC, USA.

Dr A. Lopez, Global Health Situation Assessment and Projection, World Health Organization, Geneva, Switzland.

Dr U. Luthra, Indian Council for Medical Research, New Delphi, India.

Dr J. Magrath, National Cancer Institute, Bethesda, MD, USA.

Dr R. Margolese, Jewish General Hospital, Montreal, Canada.

Dr A. Mbakop. University of Yaoundé, Yaoundé, Cameroon.

Dr T. R. Möller, Southern Swedish Regional Tumour Registry, University Hospital, Lund, Sweden.

Dr K. Nair, Regional Cancer Centre, Trivandrum, India

Dr E. J. Ospina, Pathology Clinic Palermo, Bogotá, Columbia.

Dr A. Roxas, Department of Health, Philippine Cancer Control Programme, Manila, Philipppines.

Dr V. Sagaidak, Division of Cancer Control, Cancer Research Centre, Moscow, Russian Federation.

Dr H. Sell, WHO Regional Office for South-East Asia, New Delhi, India.

Dr C. Swpulveda, Ministry of Health, Santiago, Chile.

Dr T. F. Solanke, National Headquarters of Cancer Registries in Nigeria, University College Hospital, Ibadan, Nigeria.

Dr R. Sweet, Commission of the European Communities, Brussels, Belgium.

Dr Tan Chor-Hiang, Ministry of Health, Singapore.

Dr N. Truax, Nursing, World Health Organization, Geneva, Switzerland.

Mr A. J. Turnbull, International Union Against Cancer, Geneva, Switzerland.

Dr M. H. Wahdan, WHO Regional Office for the Eastern Mediterranean, Alexandria, Egypt.

Dr L. Waldström, Oncological Centre for Southern Sweden, University Hospital, Lund, Sweden.

Dr B. Wasisto, Ministry of Health, Jakarta, Indonesia.

Dr F. Zadra, European School of Oncology, Milan, Italy.

Dr S. H. M. Zaidi, Jannah Postgraduate Medical Centre, Karachi, Pakistan.

아래 분들은 지난 1993년 9월 26일~10월 1일 반프((Banff)에서 열렸던 국가 암 관리사업 관련 세계보건기구 2차 실무회의에 참석하여 도움을 주셨습니다. 이분들의 협조에도 감사의 말씀을 전합니다.

Dr M. Al-Jarallah, Kuwait Cancer Control Centre, Kuwait.

Dr H. G. Al-Jarallah, Kuwait Cancer Control Centre, Kuwait.

Dr A. Alwan, WHO Regional Office for the Eastern Mediterranean, Alexandria, Egypt.

Dr C. Atkinson, Christchurch Hospital, Christchurch, New Zealand.

Dr J. Bauer, Charles University, Prague, Czech Republic.

Mr H. Barnum, World Bank, Washington, DC, USA.

Dr C. Bratti, Health Directorate, San José, Costa Rica.

Dr R. Calderon-Saniz, Ministry of Social Welfare and Public Health, La Paz, Bolivia.

Dr R. Camacho Rodriguez, National Institute of Cancer and

Radiobiology, Havana, Cuba.

Ms S. Dahl, Ministry of Health, Wellington, New Zealand.

Mr T. K. Das, Ministry of Health and Family Welfare, New Delhi, India.

Dr T. D. Devaraj, National Cancer Society of Malaysia, Penang, Malaysia.

Dr J. Fins, Cornell Medical Center, New York, NY, USA.

Mr W. Foster, Tom Baker Cancer Centre, Calgary, Alberta, Canada.

Dr P. Géher, Ministry of Welfare, Budapest, Hungary.

Professor M. A. Hai, Cancer Institute and Research Hospital, Mohakhali, Dhaka, Bangladesh.

Mrs E. Henry, New South Wales Cancer Council, Wallsend, New South Wales, Austrailia.

Dr E. Hill, Department of Health, London, England.

Dr L. E. Holm, National Institute of Public Health, Stockholm, Sweden.

Dr M. A. Jaffer, Ministry of Health, Muscat, Oman.

Dr M. Jerry, WHO Collaborating Centre for Cancer Control, Tom Baker Cancer Centre, Calgary, Alberta, Canada.

Dr E. A. R. Kaegi, National Cancer Institute of Canada, Toronto, Ontario, Canada.

Dr M. Kasler, National Institute of Oncology, Budapest, Hungary.

Dr V. Koroltchouk, Cancer and Palliative Care, World Health Organization, Geneva, Switzerland .

Dr R. Lappi, National Research and Development Centre, Helsinki, Finland.

Dr J. M. Larranaga, Health Ministry, Montevideo, Uruguay.

Dr M. Laugesen, Public Health Commission, Wellington, New Zealand.

Dr A. Legaspi, Juarez Hospital, Cuahulemo, Mexico.

Dr F. Li, Laboratory Centre for Disease Control, Health Canada,

Ottawa, Ontario, Canada.

Dr T. J. Liebenberg, Cancer Association of South Africa, Johannesburg, South Africa.

Dr R. R. Love, University of Wisconsin, Madison, WI, USA.

Dr N. MacDonald, University of Alberta, Edmonton, Alberta, Canada.

Dr S. S. Manraj, Central Health Laboratory, Quatre-Bornes, Mauritius.

Dr B. Mashbadrakh, National Centre of Oncology, Ulaanbaatar, Mongolia.

Dr B. Mathew, Regional Cancer Centre, Trivandrum, India.

Ms P. Messervy, Ministry of Health Wellington, New Zealand.

Ms M. B. Msika, Ministry of Health and Child Welfare, Harare, Zimbabwe.

Dr H. Mustun, Victoria Hospital, Candos, Mauritius.

Dr M. K. Nair, Regional Cancer Centre, Trivandrum, India.

Dr J. Ospina, International Union Against Cancer, Santa Fé de Bogotá, Columbia.

Dr S. Puribhat, National Cancer Institute, Bangkok, Thailand.

Dr B. Randeniya, Cancer Institute, Maharagama, Sri Lanka.

Dr A. Roxas, Philippines Cancer Control Program, Manila, Philippines.

Dr R. Sanson-Fisher, New South Wales Cancer Council, Wallsend, New South Wales, Austrailia.

Dr H. Schippers, St Boniface General Hospital Research Centre, Winnipeg, Manitoba, Canada.

Dr C. Sepulveda, Ministry of Health, Santiago, Chile.

Dr T. F. Solanke, National Headquarters of Cancer Registries in Nigeria, Ibandon, Nigeria.

Dr S. Stachenko, Health Canada, Ottawa, Ontario, Canada.

Dr H. Storm, Danish Cancer Society, Division of Cancer Epidemiology, Copénhagen, Denmark.

Dr G. Stuart, Tom Baker Cancer Centre, Calgary, Alberta, Canada.

Dr F. C. M. Sungani, National Cancer Committee, Blantyre, Malawi.

Dr Tan Chor-Hiang, Ministry of Health, Singapore.

Dr E. W. Trevelyan, Harvard School of Public Health, Boston, MA, USA.

Dr B. B. Vaidya, B. P. Koirala Memorial Cancer Hospital, Kathmandu, Nepal.

Dr Z. Zain, Ministry of Health, Kuala Lumpur, Malaysia.

Dr M. P. Zakelj, Institute of Oncology, Ljubljana, Slovenia.

● 차례 ●

제2부 암 관리로의 접근

제3부 국가 암 관리 사업의 확립과 운영

전체요약

이 책은 국가 암 관리사업(National Cancer Control Pro-grammes)의 과학적 근거를 정리하고 사업의 조직과 시행에 관한 포괄적인 지침을 제시하고 있다. 이 내용은 주로 세계보건기구의 도움을 받아 국가 암 관리사업을 운용하고 있는 여러 나라의 경험을 바탕으로 하였다.

매년 9백만 명의 인구가 암에 걸리며 이 가운데 5백만 명이 사망한다. 선진국에서는 암이 두 번째로 높은 사망원인이며, 역학적 연구결과는 개발도상국에서도 비슷한 양상을 보일 것임을 지적하고 있다. 이런 질환의 양상을 결정하는 요소로는, 첫째 암의 발병률이 높은 고령인구가 증가하고 있고, 둘째 한때 치명적이었던 전염병을 치료할 수 있는 의학기술이 발전하였고, 셋째 흡연으로 인한 폐암의 증가와 같이 특정 암의 발병률이 증가하고 있는 점 등이다. 앞으로 25년 안에 암 발생인구가 약 3억에 달할 것이며 이중 2억의 인구가 사망할 것으로 보인다. 또한 이러한 발생의 2/3 정도가 개발도상국에서 이뤄질 것으로 예상된다.

의학적인 관점에서 암 발생인구의 1/3은 예방가능하며, 1/3은 조기진단만 되면 완치가 가능하다. 나머지 1/3의 환자도 적절한 치료를 한다면 삶의 질을 향상시킬 수 있다. 그러므로 자원이 부족한 국가라도 국가 암 관리사업을 시행하여 적절한 계획을 세우고 순차적으로 일을 진행한다면 암을 합리적으로 관리할 수 있을 것이다.

암 진단시 이를 완치시키려고 하는 것은 당연한 반응이다. 특히 적절한 치료 전략으로 완치가 가능한 암도 있다. 그러나 종종 고도의 값비싼 기술이 요구되는 치료법에 지나치게 의존하게 되면 환자 간에 불평등이 야기될 수 있고 넉넉하지 않은 자원을 고갈시키고 적절한 예방사업을 등한시하게 하는 결과를 가져올 수 있다.

암의 본질

암이라는 용어는 여러 장기(유방, 자궁 경부, 전립선, 위, 결장 및 직장, 폐, 구강 등)에서 발생한 악성 종양, 백혈병, 골육종, 호지킨씨병과 악성림프종 등 약 1백 개에 달하는 여러 질환을 총칭하여 사용된다. 이들 질환의 공통점은 정상 세포의 성장과 증식을 조절하는 기능이 소실되는 것으로, 정도의 차이는 있지만 궁극적으로는 무절제한 증식이 계속되고 증식된 세포는 주위 조직을 침윤하여 다른 장기로의 전이가 일어나게 되는 것이다.

대부분의 암은 대기 혹은 음식물에 있는 발암물질에 폭로되어, 즉 생활 환경에 의해 발생한다. 흡연 등의 개인 습관과 작업장에 있는 발암물질에의 폭로는 B형 간염 바이러스와 같이 발암의 주요 원인으로 작용한다. 이러한 요소들은 B형 간염 백신이 간암을 예방하는 것 같이 암을 통제하는 방법으로 이용될 수도 있다.

암의 예방

선진국은 흡연에 의한 암 발생의 비중이 전체 암으로 인한 사망의 30%나 되며, 개발도상국의 경우도 그 비율이 급상승하고 있는 상태여서, 암 정복에 있어 금연은 모든 국가에 주어진 최우선의 과제이다. 흡연은 니코틴에 대한 생리적 의존성과 국내외 담배회사의 판촉이 주된 요인이다. 아마도 앞으로 10년내 1천만 명의 인구가 흡연에 의한 암(특히, 폐암)으로 사망하리라 추정된다.

식사 조절도 좋은 암 조절방법이다. 최근 많은 연구자료들이 지나친 지방 섭취가 몇몇 암의 원인으로 작용하며, 곡물·과일·채소의 섭취 증가는 암 예방효과가 있다고 밝히고 있다. 더욱이 암 예방을 위한 식이 습관은 심혈관 질환의 위험률도 감소시킬 수 있다.

직장과 주위 환경에서 폭로된 수 많은 화학물질은 여러 종류의 암을 일으킨다. 예를 들면 석면은 폐암, 아닐린은 방광암, 그리고 벤젠은 백혈병을 일으킨다. 과도한 음주는 구강, 인후, 식도암의 위험도를 증가시키는가 하면 선진국에서는 간암과도 강한 연관 관계를 보인다. 몇몇 감염성 질환은 암과 강한 연관성을 갖고 있다. B형 간염바이러스와 간암, 인 유두종 바이러스(human papilloma virus)감염과 자궁경부암의 관련성이 그 예이다. 어떤 나라에서는 기생충 감염인 주혈흡충증이 방광암의 위험률을 증가시키며, 전리방사선(ionizing radiation)과 과도한 자외선의 노출(특히, 태양광선)이 피부암을 일으키는 것으로 알려져 있다.

이러한 암 유발인자에 대한 정확하고 풍부한 지식은 모든 나라에서 암 발생을 감소시키는 사업 수립에 많은 도움을 준다.

암의 조기발견

암은 조기에 발견되고 진단될수록 완치 가능성이 커진다. 이는 특히 유방암, 자궁경부암, 구강암, 피부암의 경우에 실제 적용된다.

그러므로 이들 질환의 조기 징후(종괴, 낫지 않는 종기나 부스럼, 비정상적인 출혈, 계속적인 소화불량과 만성적인 목쉼)를 발견시 즉각적인 의학적 자문을 구하는 등의 보건교육을 실시하는 것이 참으로 중요하다. 그리고 이것은 보건교육 캠페인과 일차 보건요원을 양성함으로써 모든 나라에 적용될 수 있다.

집단 검진(증상이 없는 환자를 발견하기 위해 특정집단에서 시행되는 간단한 검사)도 또 하나의 조기진단 방법이다. 그러나 집단 검진 사업은 반드시 그 효과가 증명되고, 인원과 장비 등의 자원이 대상 집단의 70% 이상까지 시행할 수 있을 정도로 충분해야 하며, 결과에 이상이 있을 때 확진·치료 및 추후 관리까지 가능한 시설이 있고, 그 질환의 유병률이 높아 집단 검진의 노력과 비용을 정당화할 수 있는 경우에만 시행하여야 한다. 현재 유방암과 자궁경부암의 경우에만 집단 검진을 추천할 수 있다. 즉, 침윤성 암이 발병할 위험률이 가장 높은 여성들에게 활동을 집중하여야 하며, 자궁경부암에 대한 검진은 35세 이상, 유방암에 대한 유방조영술은 50세 이상 여성을 대상으로 추천된다.

암의 치료

암 치료의 최우선 목표는 완치와 생명 연장 및 삶의 질 향상이다. 그러므로 국가 암 관리계획의 기구는 자기 나라에서 가장 중요한 암의 선별검사(screening)와 조기진단 계획을 관리조정하는 지침을 마련하고 표준화된 치료법을 제공하여야 한다.

암 환자의 진료는 전형적으로 이상소견을 인지한 후 시작되며 진단과 치료를 위한 적절한 의료기관에 의뢰함으로써 이루어진다.

만약 필요하다면 전문 암 치료센터에 의뢰하며, 치료로는 수술, 방사선 치료, 항암화학요법, 호르몬 치료 혹은 이들의 병용요법이 적용될 수 있다. 자궁암, 유방암, 고환암, 악성 흑색종 등과 같이 치료성적이 좋은 암의 경우는 5년 생존율이 75% 이상인 반면, 췌장암, 간암, 위암, 폐암의 경우에는 5년 생존율이 15% 이하이다. 어떤 치료는 고도의 기술이 요구되기 때문에 충분한 시설이 있는 곳에서만 가능한 경우도 있다. 이러한 시설은 설립 및 유지하는 데 많은 비용이 들기 때문에 한 국가내 몇 지역에 한해 집중적인 지원을 하여, 국가자원이 암 관리계획사업의 다른 측면에 가치 있게 쓰일 수 있도록 하여야 한다.

고식적(일시적 완화) 치료

완치 가능성이 얼마이든 간에 삶의 질 향상은 암 환자에게서 아주 중요하므로, 통증 제거와 고식적 치료가 국가 암 관리계획에 있어 중요하며 필수적인 구성요소로 받아들여져야 한다. 이런 진료는 간단하면서 적은 비용으로 제공될 수 있기 때문에 어느 나라에서나 이러한 진료를 받을 수 있어야 하며 이런 진료를 중시하여야 한다. 그리고 특히 앞으로 수년 동안 암 환자의 대부분을 치료할 수 없을 것처럼 보이는 개발도상국에서는 고식적 치료 등의 진료에 더욱 큰 비중을 두어야 한다. 전문의료인력은 이런 고식적 진료를 의료기관내 혹은 환자의 집에서 제공할 수 있도록 교육받아야 한다. 세계보건기구는 암 환자의 통증 제거에 대한 안내책자를 간행하여 왔으므로 그 책자를 참고하면 된다. 그리고 통증 제거를 위해 마약의 경구투여가 매우 중요한 부분이므로 적절한 입법으로 이런 행위를 보호받아야 한다.

암 관리를 위한 국가정책

암 관리를 위한 국가정책의 수립은 암이 국민에게 미치는 정도와 그 질환을 일으키는 요인들, 그리고 그 문제를 다룰 수단의 규명에 의해 좌우된다. 필수적인 자료는 암 등록사업으로부터 구할 수 있고 그외 다른 곳에서도 구할 수 있다.

국가정책을 세울 때는 반드시 암 관리사업에 쓰일 자원을 고려해야 하고, 과학적으로 증명된 기준을 충족시키며 관련된 국민의 호응과 재정적으로 가능한 상태를 갖춘 경우에만 시행되어야 한다. 궁극적으로는 예방사업이 질환을 치료하는 노력보다 더 효과적이고 경제적이다. 그러므로 정책에는 다음 사항이 포함되야 한다.

□ 대중교육, 세금 인상, 판매·흡연장소의 제한 등 다양한 방법으로 금연을 유도한다.
□ 지방, 과일, 야채 등의 섭취를 조절하고 적정한 수준을 유지하도록 한다.
□ 국민에게 일부 전염성 질환과 성병이 암의 위험인자임을 알리고, B형 간염바이러스에 대한 예방 접종과 같이 적절한 대책을 세우도록 한다.
□ 사람들에게 노출되어 있는 발암물질을 찾아내어 이를 관리하기 위한 법을 제정한다.

국가 암 관리정책은 그 나라에서 발생하는 여러 종류의 암 중에서 어느 것이 상대적으로 더 중요한지를 먼저 고려해야 한다. 주로 발생하는 암의 원인이나, 그 문제를 다룰 때 사용될 자원 등과 같은 현재 상황을 광범위하게 분석한 후 이것에 기초하여 암의 예방, 조기진단 및 치료에 대한 대책을 총괄적으로 마련하여야 한다.

암 관리를 국가의 전 보건사업에 통합시켜 다른 질환에서도 공통인 위험인자에 대한 관리활동을 조정하면 큰 효과를 거둘 수 있다. 보건사업의 하부구조는 암과 암의 원인 및 현상에 대한 대중교육과, 개인이 할 수 있는 예방책(식사, 음주, 흡연)과 전사회적으로 이루어질 수 있는 예방사업(담배 판매의 관리와 직업 혹은 환경에서 노출되는 발암물질의 관리)에 관한 대중교육을 실시하는 데 쓰일 수 있다. 그리고 일차 보건요원의 기본교육 및 보수교육에 암의 예방 및 조기 발견과 이들 환자의 정확한 진단과 치료를 위한 병원으로의 의뢰에 관한 내용을 포함시키는 것도 암 관련 정책의 하나가 되어야 한다. 암 관리정책은 건강분야를 넘어서 교육, 농업, 공업, 상업 분야에까지 펴져야 한다. 그리고 가능한 곳에서는 암의 위험을 감소하는 데 대한 경제적 배려가 공업·농업분야에서도 재공되어야 하겠다.

국가 암 관리계획 기구의 수립

국가 암 관리계획 기구를 수립하려면 네 단계를 거쳐야 한다. 첫째는 국가적으로 암 문제의 중대성을 평가하는 것이고, 둘째는 암 관리에 있어 측정 가능한 목표를 설정하는 것이며, 셋째는 가능한 관리전략을 평가하고, 넷째는 암 관리사업의 우선 순위를 결정하는 것이다.

만약 믿을 만한 국내 암 발생 통계자료가 없는 경우, 대개 암 발생률을 10만 명당 100~180명 정도로 추산하면 된다. 20세 이하 인구가 반 이상인 국가에서는 하한치에 해당하며, 20세 이하 인구가 최대로 1/3인 국가는 상한치에 해당되리라 본다. 암에 대한 인지가 낮고 치료를 받기가 극히 어려운 곳에서는 실제 암 환자의 극히 일부분(아마 5~10%)만이 치료를 받을 것이다. 그러나 암에 대한 인지도가 증가하면서 진료 및 보건사업 자원에 대한 요구는 증가할 것이다.

특히 한 국가에 맞는 암 관리방법의 선택은 수 많은 전망－10대 암의 유병률, 시행가능한 진료 수준(일차진료, 병원진료), 관리중재 단계(예방, 조기진단, 치료, 고식적 간호), 국민의 관심사, 사무 업무(정보 시스템), 정치적 및 정책적 우선 순위 등－을 파악한 뒤 검토되어야 한다. 현 실정에 관한 평가는 암 관리 비정부단체와 공동으로 보건복지부를 통하여 이루어져야 하며 필요시 암 관리 전문가에 조언을 구하여야 한다.

국가 암 관리계획의 수립 과정은 토론회를 통한 계획의 착수, 통신전략 개발, 국가 암 관리계획 수행의 중재자 선정, 국가 암 관리계획 준비, 기존 단체의 암 관리과정에서의 역할 결정, 국가 암 관리계획 기구의 기존 자원과 신규 자원의 확인, 우선 순위 결정, 암 관리에 관한 세부 예산책정 등을 거쳐야 한다. 그리고 프로그램 수행 및 자금 조달, 국민보건교육, 전문가 교육·양성, 정보 시스템 구축, 질 관리·보증, 정책 개발 연구·평가를 위해 총괄관리 전문가가 필요하다.

과거 20년간의 지식을 바탕으로 우리는 전 세계적으로 암 정복을 위한 다양한 기회를 갖게 되었으며 국가 암 관리계획을 설립하는 것이 이 지식을 가장 적절히 활용하는 방법이다.

서론

　세계적으로 증가하고 있는 비전염성 질환은 2015년에는 전체 사망원인의 54%를 차지할 것으로 보이며, 반대로 열대성 감염과 기생충증은 1985년의 35%에서 현저히 감소하여 2015년에는 16%가 될 것으로 보인다. 암은 전체 사인의 1/10에 해당하며 선진국에서는 사망원인 중에서 제2위를 차지하고 있다. 암은 흔히 선진국의 질환으로 간주되고 있으나, 사실은 암 환자의 약 절반이 세계인구의 3/4를 차지하는 개발도상국에서 발생하고 있다(1).

　암은 어떤 나이에서나 일어날 수 있지만 나이가 많은 사람에게서 더 빈발한다. 대부분의 국가에서 고령층이 많을수록, 흡연과 다른 발암물질과 접촉이 많을수록 암의 위험률은 증가한다. 최근 추세로 비추어 볼 때 엄격한 관리방법이 없으면 앞으로 25년내 약 3억의 새로운 암 환자가 발생하고 이 가운데 2억의 인구가 사망하여 다음 세기 초에는 암이 제1위의 사망원인이 될 것이다. 그리고 모든 암의 2/3가 암 관리에 사용하는 전체 자원의 약 5% 만을 가진 개발도상국에서 발생할 것이다. 그러므로 <표 1>에서와 같이 현재는 매해 9백만 명의 신환(新患)이 발생하고 있는데 이 중 선진국이 4백만, 개발도상국이 5백만 명이지만, 약 25년 후에는 총 1천 5백만 명 발생에 각각 5백만 명과 1천만 명으로 늘어나리라 추산된다. 바꾸어 말하면, 선진국의 경우는 25% 증가인 데 반해 개발도상국은 무려 100% 증가를 보일 것이라는 설명이다. 현재 세계적으로 약 1천 7백 5십만 명의 암 환자가 있으며, 2015년에는 약 3천만 명 이상 되리라 추측된다.

　개발도상국에서 암 발생의 증가 경향은 도시화와 공업화에 따른 것이기도 하지만, 아마 공업화 그 자체보다는 인구 구성이나 사회 변화의 결과일 것이다. 이러한 연구결과와 이를 암 관리에 실제 적용하기 위한 노력이 적절한 조화를 이루지 못한다면 암 관리는 실패할 것이다. 국가 암 관리계획 기구가 있으면 일반적으로 시행 가능한 것과 특수환경에서만 성취가능한 방법들이 조화를 이루는 데 도움이 될 것이다.

<표 1> 1985년과 2015년의 전세계 암 발생환자와 사망환자수

(단위: 백만 명)

연도	지역	사망자수	새로 발병한 환자수
1985	선진국	2	4
	개발도상국	3	5
	전체	5	9
2015	선진국	3	5
	개발도상국	6	10
	전체	9	15

　암 관리란 일차 예방에서부터 조기발견, 집단 검진, 치료, 재활을 거쳐 고식적 치료에 이르는 아주 광범위한 분야를 포함한다. '관리'라는 용어는 사실 감염성 질환과 같이 예방접종으로 제거되는 경우에 사용되지만, 비전염성 질환인 암에서도 이러한 관리를 하게 되면 사회적으로 암의 원인·결과에 대해 고민하게 되어, 암 정복을 이룰 수 있도록 하는 힘이 된다. 대부분의 나라에서 암 문제의 중요성이 증가하면서 현재 이용가능한 의학지식을 동원, 암 관리를 위한 국가전략을 만들어내고 있다. 매년 전세계의 9백만 암 환자 중 1/3~1/2 정도의 암 환자는 예방법이 존재하지만, 정

부·비정부단체의 협조 하에 전 인구를 대상으로 암 관리자원을 균형 있게 이용하는 경우는 거의 없다. 현 의학수준으로는 환자의 1/3은 조기 진단과 유효한 치료를 할 수 있으며 나머지 치료 가능성이 없는 암 환자에게는 통증 치료와 고식적 간호로 삶의 질을 향상시킬 수 있다.

암에 걸린 환자는 의사로부터 도움을 구하기 때문에 암 문제는 진료 차원에서 접근하기 쉽다. 그러나 한편 국가계획으로 암 발생률을 감소시키는 다른 접근도 가능하다. 예를 들면 결핵과 신생아 사망률 같은 보건문제에서도 국가계획에 의한 접근이 커다란 성공을 거두었다. 따라서 국가정책에는 암의 치료뿐 아니라 정부 및 개인이 암 발생의 예방을 위해 할 수 있는 조치도 포함되어야 한다.

많은 질환들에 아직 모르는 부분이 많이 남아 있긴 하나, 암의 원인과 적당한 시술 및 관리 방법은 충분히 알려져 있다. 적어도 매년 발생하는 9백만 암 환자 중 1/3은 금연, 음주량의 조절, B형 간염 바이러스에 대한 예방접종 등으로 예방이 가능하고 또 다른 1/3(예를 들면 자궁경부암이나 유방암)은 시설이 갖추어진다면 조기 진단과 완치가 가능하다. 나머지, 치료가 어려운 환자에게는 포괄적인 고식적 치료 및 효과적 통증 치료를 위한 기술이 충분히 있다. 이런 방침을 가장 합리적이고 유효하게 시행하려면 국가 암 관리계획을 통해 실제적인 우선 순위를 정하고 적절한 전략을 수립하여 자원을 가장 적절히 사용하도록 하여야 한다.

국가 암 관리계획이란 암 관리자원의 균형 있는 이용을 위하여 구체적이고 측정 가능한 장단기 목표와 전략을 가진, 포괄적이고 통합된 국가사업이나 지역사업을 개발하는 과정으로 정의될 수 있다. 이상적으로는 국가 암 관리계획의 수립과정은 국가의 사회·의학·정치적 환경의 범위 안에서 조직되고, 민주적이어야 하며, 강력한 힘이 있어야 하고, 실용적이어야 한다.

물론, 어떠한 국가 조정기구 없이 제한된 자원으로도 유명 병원들에서 암 치료를 잘할 수 있다. 그러나 이렇게 되면 일부 선택된 사람에게만 의료가 제공되어 암에 대한 국가의 부담이 줄어들지는 않는다. 그러므로, 유효한 암 관리계획이란 일차예방, 조기진단 및 치료, 고식적 치료를 담당하는 종합적인 사업이어야 하며 가용 자원을 적절히 할당하여 달성할 수 있다.

국가 암 관리계획은 보건복지부 장관의 인증과 승인이 필요하며 국가 수준에서 금연과 고식적 치료에 필요한 마약의 취급에 관한 입법과 같은 기본적인 조치를 취해야 한다. 그러나 주 혹은 지방자치가 있는 커다란 나라에서는 주 혹은 지방자치에 기초를 두어 계획을 세우는 것이 바람직하다. 국가 암 관리계획은 전 국민에게 제공되어야 한다. 그리고 거의 대부분의 국가가 이론적으로 암 관리에 필요한 자원을 가지고 있지 않지만, 국가 암 관리계획을 통하여 조정하면 자원의 균등한 분배는 이루어질 수 있다.

세계보건기구는 오랫동안 국가 암 관리계획의 수립에 있어 수많은 국가를 지원하였고(2-6) 일차예방, 조기진단, 집단검진, 보건요원 양성, 고식적 간호에 관한 전반적인 정책과 암 관리에 있어 비용 효과적인 방법에 관한 일반 정책들을 시행하였다(7-17). 이 책의 제1부와 2부는 국가 암 관리계획에 대한 과학적 근거를 요약하였고 제3부는 이런 프로그램을 수립하는 데 필요한 여러 단계에 관하여 피력하였다.

▮ 제1부 ▮
국가 암 관리계획의 과학적 근거

1. 암의 본질

암의 생물학적 측면

암이란 몸의 어느 부분에서나 생길 수 있는 질환군을 총칭하며, 뇌, 폐, 유방, 전립선, 피부, 대장에서 발생한 악성 종양과 백혈병, 육종, 호지킨씨병, 악성림프종 등이 있다. 모든 종류의 암은 전염병이나 특정물질에 의한 질환 등 다른 질환과는 다른 특성을 지닌 반면 어느 정도 연관성도 있다. 예를 들면 주혈흡충증은 전염성 질환이지만 하나의 합병증으로 방광암을 일으키며, 인체가 석면에 폭로되면 석면증으로 알려진 폐질환이 유발되고, 비록 같은 사람으로 같은 용량에 노출된다 할지라도 폐의 흉막에서 기원하는 중피종이나 폐 자체에서 암을 일으킬 수도 있다.

암은 몇 가지 중요한 공통점을 가지고 있다. 그 중 중요한 한 가지 특징은 현미경에서 보이는 비정상 세포의 증식이다. 정상일 경우 몸의 조직과 장기는 계속적인 세포의 증식과 소멸이 이루어지지만 뚜렷한 구조의 규칙성을 보인다.

세포의 증식과 교체의 이러한 과정은 대개 기본적인 생물학적 기전에 의해 일생을 통하여 아주 잘 관리된다. 그러나 암은 이런 정상적인 관리체계가 잘못되어, 암 세포가 몸에 발생하면 이들은 그들만의 테두리를 벗어나 주위 조직을 침범하고 전이라는 과정을 거쳐 다른 장기까지 퍼져 나간다.

최근 분자생물학적 발전으로 정상적인 세포성장의 기전에 대한 이해가 증가되고 암의 본질인 비정상 세포의 증식을 연구하는 것이 가능해졌다. 각 세포가 어떻게 기능해야 하는가에 대한 지시는 핵 안의 염색체에 입력되어 있다. 특별한 세포기능은 각 염색체의 소단위인 유전자에 의해 결정된다. 세포의 성장은 원암 유전자 혹은 종양억제 유전자로 알려진 유전자들에 의해 조정되는 것으로 보인다. 만약 유전자 내에 돌연변이 혹은 전위 등이 나타나면 암 유전자가 세포 증식의 조절 기능을 상실하고 발암유전자가 된다. 다양한 요소에 의해 유발되는 이러한 변화가 결국은 모든 암의 공통적인 생물학적 기전의 마지막 과정이다.

일단, 몸의 일부 세포가 관리체계에서 벗어나면 비정상 세포가 분열하기 시작하고 정상 세포를 장악해 주위 조직을 침범, 파괴한다. 이러한 병적 과정은 초기에는 현미경적 조직 검사에서만 보이는 세포변화 양상으로 나타나다가 더 성장하면, 비록 확진을 위해서는 현미경적 검사가 필요하긴 하지만 육안으로도 비정상임을 알 수 있게 된다.

암의 발달단계

암의 발달은 침범된 조직의 종류에 따라 몇 단계로 나누어진다. 전형적으로 이들 단계는 이형성(displasia, 異形成), 상피내암종, 침윤성 암, 국소부위 림프절 전이, 원격 전이가 있고 이는 <그림 1>에 도식표로 나타내었다.

비정상의 첫 단계는 이형성으로 알려진 세포 특성의 경도 또는

<그림 1> 암 발생의 전형적인 단계

건강 세포→ 이형성→ 상피내암종→ 국소적으로 진행된 암→ 전신으로 퍼진 암

중등도의 변화이다. 이 병변은 이 단계 또는 다음 단계인 상피내
암종 단계에서 자연 퇴화할 수 있다. 상피내암종이란 암 세포의
특징적 변화, 예를 들면 세포핵 변화와 비정상 세포분열이 현미경
하에 나타나면서 기원조직의 기저막을 뚫지 않은 경우를 말한다.

그 비정상 세포의 성장이 기원조직의 하부조직에 도달하면 이를
침윤성으로 간주한다. 그리고 더 성장하면 주위 조직을 침윤하고
파괴한다. 가끔 그 영역을 지키는 림프절만으로 암이 퍼지기도 한
다. 암 세포는 림프절이나 혈액을 통해 다른 장기를 침범할 수 있
다. 예를 들어 대장암이 간 혹은 폐로도 전이하는 경우가 있다.

비정상 세포의 증식이 충분히 계속되면 암은 의사는 물론 환자
의 눈에도 띄게 된다. 즉 피부, 유방, 전립선 등에서 보이거나 만
져지는 종괴를 형성한다. 때로는 발견하기 전이라도 암이 림프절
로 전이되어 종괴를 형성하기도 한다. 이런 종양이 성장하면 혈관
을 침범하여 출혈을 일으킨다. 흑색변은 결국 위장관 내의 암에
의한 장출혈의 결과일 수 있는 것이다. 암은 발생 장소에 따라 그
병변이 외형(예: 피부, 구강)을 파괴하기도 한다. 종양의 성장은
장지의 기능장애를 가져오기도 한다. 뇌종양은 중추신경계의 침범
으로 발을 끄는 등 걸음의 장애를 일으키거나 정서장애를 일으킬
수 있다. 위암은 식욕 감퇴, 소화 불량 등의 보편적인 증상이 더
많다. 진행성 암에서는 가장 심한 증상은 신경을 누르거나 침윤으
로 인한 통증이다.

암 관리에 대한 생물학적 의미

비정상적인 세포의 증식은 생물학적으로 체내 특정세포의 유전
적 결함에서 기인하는 것으로 보인다. 이는 드물게는 세포내 결함

을 가진 유전자가 유전되어 발생하는데 이보다 더 흔하게는 개체 생존기간 동안 외부 자극에 의해 유전자가 손상되기 때문이다. 어떻게 암 유전자가 작용하는가를 이해하는 것과 그 단계에서 조작하는 능력의 개발은 유전자 조작에 의한 이론적인 암 예방 가능성을 시사하고 있다. 이러한 분야의 연구는 매우 유용할 수 있으나 암 관리를 위해서 현재의 지식을 최대한 활용하는 방안을 대체할 수는 없다.

이러한 암의 근본적인 예방법은 세포변화의 원인인 외부 물질과 요인을 확인하는 것이다. 예를 들어 일부 암은 발암물질로 알려진 어떤 화학물질의 노출을 피함으로 예방될 수 있다. 악성화 과정이 시작되더라도 아직은 침윤성 암으로 진행하는 것을 막을 수 있다. 자궁경부암의 경우는 증상이 있기 전에 어떤 종양을 초기에 발견할 수 있는 기술이 개발되어 적당한 시기에 이형성화와 상피내암종을 발견, 이를 효과적으로 제거할 수 있다.

일부 암에서는 암이 침윤성으로 될지라도 수술로 종양을 제거하거나 방사선 치료, 항암 화학요법으로 치료함으로써 암의 성장정지 혹은 완치가 가능하다.

암의 사회적 측면

암은 각 개인이 살고 일하는 환경에 존재하는 발암물질의 노출에 의해 발생한다. 사는 장소, 생활방식, 자연환경 등의 사회적 요인에 의하여 영향받게 된다. 몇몇 종양에서는 암 발생과 주위환경의 뚜렷한 인과관계가 잘 밝혀져 있다. 타이어 공장에서 사용되는 벤젠의 노출로 백혈병이 발생하는 것이 한 예이다. 이외에 강한 인과관계가 시사되는 것이 있는데, 일본 여성의 일부가 미국 서부로 이민간 후 유방암의 발생이 증가한 것은 지방섭취의 증가와 연관이 있다는 것이다(18).

사는 장소

암의 두드러진 특징이 지역과 시간의 변이성이다. 어떤 시간대, 어떤 특정지역에서 많이 발생하는 암과 적게 발생하는 암이 있다. 예를 들어 서부 아프리카와 동남아에는 간암의 발병률이 높은 반면 서부 유럽의 경우는 매우 낮다. 20세기초 북아메리카와 유럽은 폐암에 걸리는 경우가 매우 드물었지만 세대가 바뀌어 사회관습상 흡연이 만연해짐에 따라 같은 장소에서 폐암 환자가 엄청나게 많이 발생하였다.

위암은 칠레, 중국 북쪽지방, 일본, 동유럽의 사람들에게서 다른 지역에 사는 사람에 비해 월등히 많다. 미국에 이민간 일본인에게서 국내에 거주하는 일본인보다 위암 발병률이 급격히 크게 감소하였듯이 최근 수십 년에 걸쳐 발병률은 급격히 감소하였다. 이런 차이는 식습관과 음식저장법의 차이라는 것이 최근 밝혀졌다. 경제·사회적 계층이 높은 사람보다 낮은 사람에서 발병률이 높은 것을 보아도 사회적 요인이 암 발생에 영향을 미친다는 것은 명백하다(19).

드물기는 하지만 물리적 환경이 암을 유발하는 예도 있다. 터키의 경우 그곳은 에리오나이트, 즉 석면 비슷한 물질이 지표면을 이루는 곳이기 때문에 중피종의 발생률이 아주 높다. 어린 시기의 노출로 인해 수십년 뒤 발병하게 된다. 따라서 한 세대의 거주지 결정은 다음 세대에서 암을 발생하게 할 수 있을 것이다.

사람들이 만드는 변화

사람은 특정 지역에 정착할 때마다 처해진 환경에 적응의 일환으로 지구를 개척하여 자원을 구하게 된다. 이 과정을 통해 인간은 암을 일으키는 환경에 노출될 수 있다.

예상할 수 있듯이 공업 발달에 가장 많이 관여한 사람들이 가장 많이 암에 걸렸다. 예를 들면 19세기 말 유럽의 조킴스탈과 쉬니부르그 광산에서 채광을 하던 사람의 반 이상이 그 당시 드물었던 폐암으로 사망하였다. 20세기 초반 미국 콜로라도 평지에서 구리, 아연, 납을 캐던 광부에게서 역시 폐암 발생 빈도가 증가했다. 이 두 가지 예를 통해 광산의 방사성 물질에 노출되어 상기 질환이 일어났음이 밝혀졌다.

물감 등 다양한 물질의 생산이 암을 초래할 수 있다. 즉 2-나프틸아민의 생산과 사용이 방광암을 유발한다. 초기 이러한 물질에 많이 노출되었던 북아메리카, 유럽은 일찍부터 관심을 가져 제조·생산과정이 거의 통제되고 있으나 개발도상국인 남아시아에서는 그러한 현상이 다시 나타나고 있다. 공업 발달은 종종 어느 곳에 살고 일하는 사람들이 모르게 이러한 위험을 가져오곤 하는 것이다.

암 관리에 대한 생활 습관의 의미

사람은 저마다의 생물·정신심리·사회적 요구도에 만족하기 위해 특별한 생활양식에 따라 살아간다. 음식을 준비하고 섭취하는 방법, 담배, 술, 약의 섭취 등 생활방식이 암에 영향을 미친다는 사실은 외국 이민인과 내국인의 암 발생양상의 차이로 알 수 있다. 예를 들면, 미국으로 이민간 멕시코인이 외국의 새 이웃들과 암 발병양상이 같아지는 경우다(20).

주위 환경, 문화나 생활양식에 따라 달라지게 되는 일상생활도 암 발생에 상당한 영향을 미친다. 예를 들면 지구의 일부 지역에서 사람들은 담배가 쾌락을 가져다주며 불안으로부터 벗어나게 해준다는 것을 알게 되었다. 담배에 대한 의존성과 흡연과 연관된 사회관습이 빠르게 생겨났고, 담배의 경작이 증가하게 되었다. 궐련(cigarette)의 형태는 1800년대 말에 처음 제조되었고, 이후 급속히 확산되어 20세기 초에는 가장 흔한 형태의 담배가 되었다. 이외에 씹는 형태의 담배도 세계 많은 국가에서는 아직 사용되고 있다.

암 관리전략은 문제의 사회적 측면으로 주어지는 기회뿐만 아니라 제한점도 고려해야만 한다. 특정한 국민 사회환경이나 발전이 암 발생에 어떻게 영향을 미치는가를 이해하게 되면 암의 발생과 관련된 생활상을 피하거나 수정할 방법을 찾게 되는 것이다.

2. 암의 원인

암의 원인 중 생물학적 요소

암을 특징 짓는 세포의 변화는 숙주인자(체내 요인)와 외부인자(외부에서 인체에 작용하는 요인) 사이의 다양한 상호작용으로 시작된다. 숙주인자가 암을 일으키는 주 원인인 경우도 있다. 그 대표적인 예가 가족성 망막세포종으로 특수한 염색체의 이상과 연관된 희귀한 안구의 종양이다. 이 질환은 외부인자의 역할이 거의 없고, 단지 유전적인 염색체 결손 때문에 발생한다. 반면, 외부인자가 주 원인인 경우가 폐암이다. 흡연과 석면노출이 동시에 이루어지는 사람들이 보통 사람보다 폐암 발병률이 50배 이상 높다. 이 경우 암의 발생 정도는 외부인자가 결정할 뿐 숙주인자의 역할은 미미하다.

암을 결정하는 숙주인자에는 유전인자 이외에도 여러 가지가 있다. 호르몬 양상과 면역능 차이가 그것이다. 남녀에 따라 발생률의 차이가 있는 자궁, 유방, 전립선암이 남성·여성 호르몬의 차이에 따른 것이다. 예를 들면 유방암은 여성호르몬 에스트라디올 수치의 상승과 연관성이 있다. 면역능의 차이는 장기이식 후 면역억제제의 사용 또는 후천성면역결핍증에 의한 면역능 저하가 일부 림프종의 발병률을 증가시키는 것으로 알려져 있다.

암 관리에 중요한 외부 인자

암을 일으키는 외부환경에 관한 지식이 많으면 그 질환을 관리하는 데 큰 도움이 된다. 이런 외부 인자를 아래 종류별로 나열하였다.

□ 물리적 요인: 피부암을 유발하는 태양광선, 폐암 등을 유발하
  는 전리선
□ 화학적 요인: 간암을 일으키는 비닐 클로라이드, 방광암을 일
  으키는 2-나프틸아민
□ 생물학적 요인: 간암을 일으키는 B형 간염 바이러스, 자궁경
  부암을 일으키는 유두종 바이러스

암은 전형적으로 원인인자에 노출된 지, 수년 후에 발생한다. 예
를 들면 어릴 때 석면에 노출되었을 경우 수십 년 뒤 중피종이 발
생하여 오랜 잠복기로 정확한 인과관계를 판단하기 어렵다.

일반적으로 노출용량과 반응의 상관관계 기울기로 암 발생을 가
늠할 수 있다. 즉 노출량이 많고 기울기가 급할수록 암이 일어날
확률은 높아진다. 따라서 히로시마 원폭이 투하된 지역 주위에 살
던 사람이 멀리 떨어져 있던 사람보다 더 많은 방사선에 노출되어
암 발생률도 더 높았다(22).

세균에 노출된 사람이 전부 감염성 질환에 걸리는 것이 아닌 것
처럼 발암물질에 노출된 모든 사람이 암에 걸리는 것은 아니다. 그
러므로, 발암인자에 노출된 후 암이 발생하느냐 아니냐는 숙주 인자
인 그 병에 대한 감수성 정도에 따라 달라지는 것으로 생각된다.

물리적 발암원

전리선과 비전리선이 둘 다 암을 유발할 수 있다. 적은 양의 전

리선(조사 물질의 전리화를 일으키는 능력에 따라 구분)은 방사성 물질에서 생기며 의학적 검진, 직업적 방사선 접촉, 핵발전소 사고, 핵무기 사용 등에 의해 폭로된다. 백혈병, 유방암, 폐암, 갑상선암이 전리선과 관계가 가장 높고 위암, 대장암, 방광암 등의 발생률도 증가시킨다.

오랜 시간 태양광선에 노출될 경우 피부암이 발생한다. 특히 비전리 자외선은 코카시아인에서 피부암을 잘 일으킨다. 짧은 시간에 많이 노출되었을 경우 드물게나마 치명적인 흑색종이 발생하기도 한다. 흑색종은 흰 피부를 가진 사람에게 발생 위험도가 높다.

이 밖에 물리적 발암원인 석면은 구성 섬유의 길이와 강도가 폐암의 발생정도를 결정한다.

화학적 발암원

화학적 발암과정에 대한 연구는 작업장에서 다양한 화학물질을 접촉하는 사람들에게서 시작되었다(<표 2>). 지나친 음주와 어떤

<표 2> 화학적 발암원과 관련 업무

노출	화학물질	발암부위 또는 암유형
살충제살포	비소	피부
니켈 제련	니켈	부비동
크롬 도금	크롬	폐
혈암류(頁岩油) 생산	다핵방향족 탄화수소	음낭
염화비닐 생산	염화비닐	간
가스 증류 작업	2-나프탈아민	방광
타이어 제조	벤젠	백혈병

* 참고문헌 24 참조

약물의 복용은 암 발생에 관여하는 화학적 요인이 되기도 한다. 예를 들면 질암은 임신시 유산방지를 위해 산모에게 투여한 합성 호르몬인 다이에틸스틸베스트롤 때문임이 밝혀지기도 했다(23). 이러한 화학적 발암원에 대한 연구결과는 암 관리의 중요한 기초 자료로, 발암원으로 밝혀진 화학물질에 대한 폭로를 제한하는 방법이 가장 근본적인 예방법이다.

생물학적 발암원

유기체에 의한 암 발생 사례는 주혈흡충에 의한 감염으로 방광암이 발생하는 경우와 B형 간염 바이러스 감염 후의 간암 발생 등이다. 이러한 감염병을 예방 및 관리하는 것도 암 관리의 또 다른 접근법이다.

식이 관련 발암원

식이는 암 발생에 영향을 미치는 중요한 생활양식으로, 몇몇 연구는 지나친 지방의 섭취가 대장암과 유방암의 위험도를 증가시킨다고 보고하고 있다. 다른 연구는 위암 발생에 아질산염의 연관성이 있음을 시사하고, 한편 채소, 곡물, 감류의 과일 등은 암 발생 억제효과가 있다고 한다(25).

사회적 발암원

사람이 사는 환경요소도 암 발생에 관여한다. 이러한 환경을 관리하는 것도 암 발생 관리의 효과적인 방법이다.

사회계층

많은 연구가 사회계층과 암 발생이 관련되어 있음을 밝히고 있다. 예를 들면, 위암과 자궁경부암은 교육수준·가정환경·직장수준이 낮은 사람들에게서 발생 빈도가 높았다. 반면 유방암과 대장암은 사회계층이 상류에 속하는 군에서 발생빈도가 높은 경향을 보였다.

암 발생과 사회경제 수준의 양상에 주목하는 것은 그 질환을 유발하는 생활패턴의 특징을 이해하기 위해서이다. 그래서 선진국에서는 이미 낮은 사회계층 사람들이 높은 폐암 사망률을 보이는 것은 흡연 때문임으로 알려져 있다. 또한 이 계층의 사람들의 낮은 의료접근성도 높은 암 발생률에 상당한 기여를 하는 것으로 파악하고 있다. 덧붙여 직업성 발암물질에 대한 폭로 역시 암 발생 위험을 높인다.

생활방식

생활 방식은 암 발생요인에서 중요한 요소이고 사람이 사는 환경, 소비하는 음식, 흡연 등을 포함하고 있다. 이러한 것들의 중요성은 다음 세 영역에서 명백하다.

□ 환경: 자연환경과 사람이 만든 환경
□ 환경에서 개인이 폭로되는 물리·화학·생물학적 물질
□ 인체에 특정요인, 즉 생물학적 요인의 작용

동일한 발암원이라도 그 폭로 정도가 세계적으로 다 같지는 않다. 예를 들면 방사선이 백혈병을 유발할 수 있는데도 불구하고 선진국에서는 진단 및 치료목적으로 X선이 광범위하게 사용되고 있다. 반면 음식을 만들 때는 간암의 발암원인 아플라톡신을 생성하는 곰팡이를 억제하는 조리법을 사용하고 있다. 그러나 아프리카의 많은 국가에서는 의료 목적의 방사선 폭로 위험은 거의 없지만 아직도 아플라톡신이 잘 생기는 환경에서 음식을 조리 또는 보관하고 있다.

직업

영국의 산업혁명 초기에 젊은 굴뚝 청소부가 일하는 동안 매연이 인체 내에 축적되어 음낭암이 발생하는 것이 관찰되어 암과 직업 사이에 강한 연관성이 있음이 처음으로 밝혀졌다(26).
그 이후 많은 연구가들이 다양한 종류의 직업이 다양한 암의 위험도를 증가시킴을 밝혔다. 직업성으로 유발된 암에 대한 연구는 다음 세 가지 요인에 의해 촉진되었다.

□ 위험인자를 인지하고 증명하는 능력의 향상
□ 사회적 압력
□ 공업화에 의해 다양한 물리 화학적 발암물질에 대한 직업성
   폭로사례의 증가

다음은 발암 위험성이 높은 직업 및 업무내용이다.

  □ 농업: 포도밭 농부의 비소 살충제 및 농부의 다양한 제초제와
    살충제에 대한 폭로
  □ 석유: 혈암유(頁岩油) 생산중에 폭로
  □ 금속: 크롬 도금작업장에서 폭로
  □ 고무: 벤젠에 폭로

  암을 예방하기 위한 유효한 전략을 짜기 위해선 관련과정에 대
한 세부지식이 필요하다. 어떠한 폭로물질의 정확한 위험도를 파
악한 뒤 만약 필요하다면 그 위험도를 감소시키기 위해 어떤 작업
을 금지해야만 한다.

의학적 치료와 간호

  의학분야가 발전함에 따라 질병의 진단·치료를 위해 첨단기술
이 빠르게 도입되고 있다. 유감스럽게도 어떤 방법은 그 자체가
암을 유발할 수 있다. 예를 들면 결핵의 경과를 관찰하기 위해 X
선을 계속 사용할 경우 일부 환자에게서 유방암이 발생되기도 한
다. 거기다 폐경기 증상을 치료하는 데 사용하는 에스트로겐이 자
궁암과 유방암의 위험도를 증가시키고 심지어 암을 치료하는 몇몇
약제는 발암물질인 것도 있다(29). 그러므로 이런 방법을 사용할
경우 그 위험도도 함께 고려해야 하는 것은 필수적이다(30).

공기와 수질오염

공장으로부터 유해한 발암물질 등이 공기, 대지, 지하수로 방출

된다. 그러나 이들 발암원은 다른 발암원에 비해 그 심각도는 상대적으로 낮다. 폭로의 위험이 높은 사람이 많지 않고, 폭로량도 적어 인과관계를 증명하기 어렵다. 그것을 증명하기 위해선 매우 많은 사람의 폭로정도를 측정하고 그 인과관계를 밝혀야 하기 때문이다(31).

다양한 발암원들의 상대적인 중요성

동남아시아 대부분에서 가장 흔한 암인 구강암이 인도의 일부 지역에서는 발생하는 암의 절반을 차지한다고 하는데, 90%는 담배가 주원인으로 밝혀졌다. 북아메리카에서는 암 사망의 1/4이 폐암 때문이며 그 중 80~90%는 흡연에 의한 결과라고 한다(<표 3>).

<표 3> 미국에서의 암 사망 원인들

발암원	65세 이하 암 사망 백분율(또는 기여요인)	최대 측정치 범위
담배	30	25~40
술	3	2~4
음식	35	10~70
생식활동과 성행위	7	1~13
직업	4	2~8
공해	2	1~5
산업부산물	1	1~2
약물과 의료행위	1	0.5~3
지구물리적 요인	3	2~4

* 참고문헌 32 참조

사하라 사막 이남 아프리카와 동남 아시아에서 가장 흔한 암은 간암인데 대부분의 경우 B형 간염 바이러스 감염과 아플라톡신 함유 음식의 섭취 때문이다. 산업화된 나라에서의 원발성 간암은 흔치 않지만, 대부분은 과도한 음주 때문이다.

몇몇 연구에서는 흡연, 고지방-저야채식의 선진국 생활양식이 폐암, 결장암, 유방암, 직장암 등의 발생을 증가시키는 주 요인임을 밝히고 있다. 개발도상국도 이러한 생활양식을 따라가고 있어 그들의 암발생 유형도 따라서 변화하고 있다. 또한 운동부족과 더불어 이러한 생활양식은 허혈성 심질환의 위험도 상당히 증가시키고 있다.

20세기 문명은 인간에게 건강과 장수에 있어 굉장한 발전을 가져다 주었지만 그것은 또한 현재의 주된 유행병인 심혈관계 질환과 암의 위험을 증가시키고 있다.

3. 암의 발생빈도, 분포 및 경향

세계적 건강문제인 암

1980년경 전 세계적으로 6백만 명의 암 환자가 발생했고, 약 4 백만 명이 사망했다(24). 이 수치는 현재 각각 9백만, 5백만 명이 되었다(<표 1>).

선진국에서는 암이 일반적으로 모든 사망 원인의 1/4을 차지하고 있으며, 사망률은 심혈관계 질환 다음으로 높다. 암 사망률이 증가하는 주된 세 가지 원인은 다음과 같다.

□ 선진국의 심혈관계 질환 사망률 감소
□ 평균수명의 증가
□ 최근 수십 년 동안 흡연 의존성의 증가로 폐암 등 암 발생 증가

<표 4>와 <표 5>는 이 요지를 잘 설명해 준다. 이제, 감염과 분만 관련 사망은 선진국에서는 전체 사망의 10% 이하로, 그 비율이 계속 감소하고 있다. 선진국에서는 사망률이 증가하고 있는 사인은 매우 드문데 암이 그 중 하나이다.

개발도상국에서 암은 아직까지 전체 사망의 1/20이지만 점차 발생률이 증가하고 있다. 생활 수준의 향상과 기대수명의 연장으로 전염성 질환의 발생은 감소하고 암과 같은 비전염성 질환이 더 큰 중요성을 갖게 되었다. 포르투갈에서 대규모 산업화가 건강에 미치는 효과를 연구했는데, 산업화가 활발했던 1960년대에는 모든

<표 4> 사망원인별 각 사망률의 지역별 양상(1980년)

(단위: 천 명)

	총사망수	감염(%)	종양(%)	심혈관 질환(%)	주산기 사망(%)	사고사(%)	기타(%)
전세계	50911	33.1	8.4	26.2	6.4	5.3	20.7
선진국	10652	7.6	19.2	53.6	1.6	6.4	11.7
개발도상국	40256	39.9	5.5	19.0	7.7	4.9	23.1
아프리카	8562	48.7	3.1	12.3	8.7	3.8	23.4
남아메리카[1]	3197	31.0	9.0	24.7	8.3	8.3	20.7
북아메리카	2091	3.6	21.5	54.5	1.2	8.4	10.8
동아시아	8842	23.0	10.6	33.7	4.3	7.2	21.3
남아시아	20315	43.8	4.3	15.6	8.4	4.3	23.6
유럽[2]	7713	8.6	18.1	53.8	1.8	5.8	12.0
오세아니아	201	17.7	16.0	42.2	3.2	6.7	14.1

* 참고문헌 24 참조. / 1. 멕시코 포함. / 2. 구 소련 포함.

<표 5> 일부 국가에서의 원인별 사망(1960년, 1980년)

	1960			1980		
	종양	심혈관질환	기타	종양	심혈관질환	기타
여자						
오스트레일리아	16	55	29	21	56	23
칠레	9	16	75	18	30	52
영국	18	55	27	21	51	28
일본	13	35	52	21	46	33
포르투갈	9	31	60	13	46	41
스웨덴	19	54	27	22	55	23
미국	17	56	27	21	53	26
남자						
오스트레일리아	15	52	33	22	48	30
칠레	7	14	79	14	24	62
영국	19	48	33	24	49	27
일본	14	33	53	24	40	36
포르투갈	9	25	66	14	39	47
스웨덴	18	51	31	21	55	24
미국	15	53	32	21	48	31

* 참고문헌 24 참조.

연령의 남자에게서 감염 사망률이 8%이던 것이 80년대에는 2%로 감소하였고, 암 사망률은 같은 기간에 9%에서 14%로 오히려 증가하였다.

국가별 암 발생 분포

나라별로 발암 부위의 특성을 잘 살펴보면 흥미로운 사실을 알 수 있다(<표 6>).

구강암은 씹는 담배를 애용하는 인도와 그 인접 국가에서 흔히 발생한다. 위암은 중국, 일본, 중·남부 아메리카(멕시코 포함)와 동부 유럽에서 더 많이 볼 수 있다. 자궁경부암은 선진국보다 개발도상국에서 좀더 흔하다. 간암은 비록 전 세계적으로 드물기는 하지만, 아프리카, 동아시아, 서태평양 지역에서 많이 발생한다. 폐암 발생 빈도는 북아메리카와 유럽, 상하이(중국)에서는 높고 아프리카에는 낮다. 흡연 증가가 선진국의 높은 폐암 발생률을 설명해주며 최근 세계 여러 나라들도 이런 일이 점차 증가하고 있다.

시대에 따른 암의 추세

시대별 사회적 영향이 암 발생유형을 크게 결정한다. 이상적으로, 암 발생은 단위인구(보통 100,000명)·단위시간(보통 1년)당 새로운 발생건수로부터 얻어져야 한다. 하지만 이러한 정보는 암 등록 또는 암 역학조사에 의해서만 얻어질 수 있는데, 이러한 조사는 최근에 와서야 실시되고 있다. 그러나 암 사망률 통계는 많

<표 6> 인구 십만 명당 성별에 따른 국가별 연령보정 암 발생률

지역	구강암		위암		간암		폐암		자궁경부암
	남	여	남	여	남	여	남	여	여
중국	2.2	1.8	58.3	24.6	34.4	11.6	54.7	18.5	8.5
콜롬비아	4.9	3.1	48.4	25.5	2.8	1.4	25.1	9.7	48.0
영국	2.7	1.0	18.5	7.8	1.6	0.8	72.0	19.0	11.7
인도	16.4	8.8	8.9	6.0	4.9	2.5	15.7	3.5	20.6
일본	2.1	0.9	79.6	36.0	11.2	4.0	29.6	8.7	10.0
세네갈	2.4	1.6	3.7	2.0	25.6	9.0	1.1	0.1	17.2
슬로바키아	6.8	1.0	31.7	14.5	5.1	2.8	70.0	6.8	15.0
미국SEER[1] (백인)	7.8	4.1	10.0	4.3	2.3	1.0	72.6	27.2	8.9

* 참고문헌 24 참조.
1. 미국 국립 암 연구소 감시, 역학, 결과 프로그램.

<표 7> 일부 국가 남자 인구 십만 명당 연령보정 폐암 발생률(1970)

25명 미만	25~49명	50~74명	75~99명	100명 이상
아이슬랜드	브라질	캐나다	독일	핀란드
인도	이스라엘	쿠바	뉴질랜드	영국
나이지리아	일본	헝가리	싱가포르(중국인)	미국(흑인)
푸에르토리코	스페인	폴란드	스위스	
싱가포르(말레이, 인도인)	미국	유고슬라비아	미국(백인)	

* 참고문헌 33 참조.

은 나라에서 얻을 수가 있는데 암의 지리적 영향과 시기적 추세를 연구하는 데 많이 사용된다.

한편, 암 사망률은 그 질병의 발생률뿐 아니라 치료의 실패율도 함께 반영한다. 즉 효과적인 치료법이 별로 없는 폐암이나 위암은 사망률이 암 발생률을 매우 정확히 반영한다. 위암 발생률은 1950~1970년 많은 나라에서 약 50%나 감소했다. 반면 폐암은 20세기 전반에 걸쳐 굉장한 속도로 증가했다. 특히 북아메리카에서는 10배 이상 증가했다(비록 지금은 젊은 남자의 발생률이 감소하기 시작했지만). 그래서 암의 전파는 급속히 증가한 후, 수십 년에 걸쳐 감소하는 경향을 보인다. 그러나 그 시기에는 이러한 추세의 유행성을 잘 모르는 경향이 있다. 암의 유행, 발생·사망률의 예상은 암 관리활동의 중요한 기초가 되며 다른 질병에 대한 예상과 더불어 국가적인 건강증진에 매우 유용하다. 제1장에서 나타낸 바와 같이 개발도상국에서 암의 발생률과 사망률의 증가가 예상된다(<표 1>).

암의 사회·경제적인 영향

암은 환자 개인에게만 영향을 미치는 것이 아니라, 환자 가족과 그 사회에도 영향을 미친다. 암으로 인한 실업, 경제적 곤란, 사회적 고립, 가정 불화가 함께 따라 다닌다.

직접적인 비용인 의료비, 즉 병원비, 다른 건강비용, 약물 복용 등에 의한 경제적인 부담이 커진다. 또 질병이환과 그로 인한 조기사망의 결과로 생산능력의 상실에 따른 간접비용의 증가도 있다. 직접적인 비용은 암 환자에게 제공되는 서비스의 질과 정도를 알 수 있는 경우 매우 쉽게 측정될 수 있으나, 간접비용을 측정하기 위해선 미래의 예상소득과, 잠재적인 소득을 현재의 양으로 바꾸는 인플레를 고려한 할인율 이 두 가지와 관련된 가정이 필요하다. 1977년 미국에서 지출한 직접적인 암 관리비용은 70억 불로 나타났으며, 암의 조기사망과 관련된 간접 경비는 10%의 할인율을 감안했을 때 150억 불이 지출되었다(34). 결국 1977년 총 암 관리비용은 220억 불로서 국민 1인당 거의 100불에 해당하는 규모다. 그 이후 10년 동안 미국인의 생활비에 건강관리 비용은 계속해서 증가하고 있다.

제2부
암 관리로의 접근

1. 서론

암 관리의 목적은 암의 발생률, 유병률, 사망률을 모두 감소시키는 것이다. 이의 달성을 위해서는 암의 자연사에 대해 잘 알고 있어야 하며 이러한 지식이 효과적으로 사용될 수 있도록 결정하는 사회·경제적 요인을 이해하는 것도 필요하다. 다음은 암 관리를 위한 네 가지 주요 접근방법이다.

- 예방: 발암물질에 폭로되는 것을 최소화 또는 억제시키는 것으로, 발암원의 영향에 대한 개인의 감수성을 감소시키는 것까지 포함한다. 장기간에 걸친 암 관리사업을 성공적으로 이끌고자 할 때 가장 중요한 방법이다.
- 조기 발견: 사람들이 암의 징후와 증상에 대해 잘 알게 되면 조기 발견이 크게 늘어날 수 있다. 특정부위에 대한 암 조기검사가 가능한 지역에서는 외견상 건강해 보이는 사람들을 대상으로 조기검진을 실시함으로써 치료 효과가 가장 높은 단계인 질병의 초기단계나 전구단계의 암을 발견해 낼 수 있다.
- 치료: 암 치료 수준은 점점 나아지고 있다. 선진국에서 일부 암 환자의 절반 이상이 5년 이상 생존하고 있다. 그러나 대부분의 개발도상국에서는 5년 생존율이 10%를 넘지 못하고 있다. 치료시설에의 접근이 어렵기 때문이기도 하지만 동시에 병이 크게 진행된 후에야 뒤늦게 병원을 찾기 때문이기도 하다.
- 증상(통증)완화 요법: 말기 치료는 매년 전 세계적으로 죽어가는 500만 명의 대부분 암 환자에게 매우 중요하다.

2. 1차 예방

암 예방이 모든 국가 암 관리계획에 있어 가장 중요한 핵심 요소가 되어야 하며, 특히 흡연이나 음주, 음식, B형 간염에 대한 면역, 주혈흡충증 퇴치, 그리고 태양광선에의 장시간 노출방지 등이 강조되고 있다.

성과 생식요인에 관련된 보건교육도 강조되어야 한다. 금연에 대한 실제적인 조치들은 어느 나라에서나 필요한 일이나 어떠한 요인을 암 예방에서 우선적으로 다룰 것인가는 그 지역의 암 발생 현황이나 예측되는 호발암의 종류, 그리고 어느 정도로 예방 가능한지에 달려 있다. 포괄적이고 주의깊은 암 예방대책이 지금 당장 수행된다면 적어도 앞으로 발생하는 암의 30%는 예방할 수 있을 것이다.

담배

담배 의존성

흡연이 전세계적으로 엄청나게 확산되어 있다. 젊은 사람들은 대부분 친구들 사이에서 담배를 접하게 되고, 그 이후 흡연이 습관화될 수 있다. 담배는 처음에는 사회적인 방법으로 배우게 되지만 담배의 니코틴 성분 때문에 생리학적 의존성이 커져 흡연이 습관화된다. 담배를 끊으면 집중력, 정신력이 떨어질 뿐 아니라 짜증, 불안정, 불안, 졸리움 등이 생기게 된다. 이러한 증상은 담배를 끊은 지 몇 시간 안에 나타나 수주일, 혹은 수개월 동안 지속되기도 한다.

담배는 세계 여러 나라에서 다른 방식으로 섭취되고 있다. 예를 들면 인도대륙과 중앙아시아 인접 국가에서는 담배가 대개 빈랑나무 열매, 라임 열매와 함께 섞어 씹는 담배로 이용되고 있어 입안에서 오랜 시간 머무르게 된다. 그러나 대부분의 지역에서는 금세기 초부터 유행하게 된 공장에서 대량 생산되는 피는 형태가 제일 흔하게 이용되는 방법이다.

담배와 건강

담배가 건강에 해롭다는 것이 처음 알려진 것은 비록 수세기 전이지만, 담배와 관련된 건강상의 위해를 충분한 정도로 밝혀내는 역학연구가 행하여진 것은 최근 수십 년 전부터다(35).

한 예로, 20세기 초 북아메리카와 유럽에서 폐암이 드물었으나, 1차대전 당시 군대에서의 과다흡연으로 그 후 약 15년간 폐암 발생률이 상당히 증가했다. 이와 비슷한 양상으로 1960년대 여성의 폐암 발생률이 증가했는데 이는 여성들이 흡연습관을 들이게 된 2차대전 15~20년 후의 일이었다.

이제 폐암은 몇몇 선진국에서는 사망원인의 6% 이상을 차지하고 있으며, 이런 현상은 국가기업 또는 다국적 기업에 의해 담배 판매전략이 활발히 펼쳐지고 있는 개발도상국으로 확산되고 있다(36).

구강, 인두, 후두, 췌장, 신장, 식도 그리고 방광에서 생기는 암의 상당수가 담배 때문이다. 더구나 흡연은 만성 폐질환의 주 원인이 되며 또한 심혈관계 질환도 일으킨다.

암이 발생하는 장기는 담배와 담배 연기에 있는 알려진 발암 물질 약 3,000가지 이상의 화학 물질이 접촉하는 부위와 동일하다. 그래서 담배 연기를 마셨을 때의 가장 주된 표적은 폐가 되며, 담배를 씹거나 입 안에 오래 두게 되면 뺨이나 혀 그리고 구강 내의 다른 부분들이 영향을 받게 된다. 이외의 다른 곳에서의 발암위험이 높아지는 것은 아마도 폐에서 혈류로 흡수된 발암물질이 그 관련 장기로 운반되었기 때문인 것으로 보인다.

암 관리와 관련된 한 가지 심각한 문제는 비흡연자들이 간접 흡연으로 인하여 폐암을 비롯한 다른 부위의 발암 위험성이 높아지고 있다는 것이다. 몇몇 나라에서는 그 위험수준이 화학 물질에 대한 규제 수준을 초과하고 있다.

금연 운동

금연은 여러 가지 공중보건사업 중에서도 가장 난처한 문제 중의 하나이며 개발도상국에서는 특히 그러하다. 수억 명이 현재 흡연중이며, 이로 인하여 수천만 명이 건강상 손실과 수명단축의 피해를 입게 될 것이다.

흡연의 확산을 억제하고 개인적인 금연을 권장하는 방법은 여러 가지가 가능하나 흡연의 습관이 매우 장기적이며 깊게 뿌리박혀 있다는 점, 흡연을 부추기는 강한 사회적 환경 그리고 정치적인 압력 특히 담배산업을 국가산업으로 하고 있는 경우에는 이러한 면이 더 두드러진다는 점 등도 함께 고려하여 대처해야만 한다.

흡연을 못하게 하도록 고안된 교육은 흡연문제를 해결하는 가장 분명한 방법 중의 하나다. 사람들에게 흡연의 장·단기적 악영향에 대한 충분한 지식을 갖게 하는 것이 매우 중요하지만, 단순히 지식을 전하는 그 자체만으론 충분하지 않다. 흡연을 이겨내야만 하는 필요성을 공감시키는 것이 더 중요하다.

장기적으로 건강의 손실을 방지할 수 있을 뿐 아니라 단기적으로도 외모에서 깨끗한 분위기를 이끌어낼 수 있음을 강조하는 것도 포함된다. 젊은 사람들은 그들의 몸과 옷에 있는 담배찌끼와 연기 냄새가 그들의 사회적인 관계에 영향을 미칠 수 있다는 점에 민감하기 때문이다.

덧붙여 주위에서 흡연을 계속하거나 시작하라고 부추기는 압력이 있을 경우 이에 대해 그들이 저항할 수 있는 기술도 학습할 필요가 있다. 학교에서의 이러한 저항기술교육의 습득은 10~15살의 청소년들이 흡연을 피하도록 돕는 데 중요한 몫을 할 수 있다.

일반적으로, 흡연에 대한 개인적인 교육의 효과는 제한적이고 또 앞으로도 계속 제한적일 것이나, 그러나 대중교육에 의한 전반적인 흡연반대 의식 및 분위기는 많은 흡연가의 금연을 유도하는 무언의 압력으로 나타났다.

현재 흡연이 급격히 감소하고 있는 북미에서는, 금연자의 대부분이 '자진해서' 그렇게 했고 어떤 특별한 도움도 받지 않았으며 그들의 행동에 스스로 책임을 졌다고 말한다.

교육수준이 높고 건강에 관한 관심이 큰 사람 특히 의사 및 전문직 종사자들이 먼저 금연하는 경향이 있다. 개발도상국에서는 흡연층이 오히려 상류층—담배를 살만큼의 여유를 가진—사람이다. 그러나 이들은 흡연이 건강에 악영향을 미친다는 사실을 알게 되면서 흡연 습관을 곧 그만두는 첫 번째 집단이 된다.

금연에 관련된 정부의 조처는 직장, 레스토랑, 공공 건물, 대중교통수단 내에서 흡연을 금지하거나 또는 담배광고를 제한함으로써 사람들이 담배를 끊도록 장려하는 데 큰 역할을 할 수 있다. 대중매체는 흡연의 위험성에 관한 대중교육 수단으로 매우 유용하여, 흡연 습관을 극복하거나 처음부터 흡연을 거부하도록 돕는 매우 유용한 수단이다. 흡연이 사회적으로 용납되기 어려워지고 비흡연가들이 다수인 사회는 그 자체가 금연의 가장 중요한 동기가 될 수 있다.

금연은 또한 의료서비스에 의하여, 특히 의사의 조언과 상담을 통하여 가속화될 수 있다. 전문적인 의료종사자는 그들이 속해 있는 의료서비스 정책에 호응하여야 한다. 그러므로 전문의료인들은 다른 사람에게 모범이 되기 위해 어떠한 종류의 담배 이용도 삼가해야 한다.

담배에 대한 정부의 경제정책은 개인 및 대중에 대한 금연교육에 큰 영향을 끼친다. 담배회사들은 막대한 담배판매 이익을 위해 사람들의 담배 의존성을 이용한다. 그들은 실직 등의 경제문제를 막기 위해 흡연이 필요하다고 주장할 뿐 아니라 자유무역거래와 담배를 즐길 개인적 '자유'의 보호도 함께 역설한다. 그러므로 이러한 압력을 억제하기 위해서는 정부의 강력한 정책이 절대 필요하다.

담배회사에 대한 토지이용, 보조금, 세금혜택, 담배가격에 대한 조정 등의 정부 조정은 담배이용에 막대한 영향을 끼친다. 일부국가의 경우에 헤로인이나 코카인과 같은 마약에 의한 사망보다도 담배에 의한 사망이 훨씬 많음에도 불구하고 습관성 마약에 대한 엄격한 규제에 비하여 담배에 대한 규제는 큰 차이를 보인다.

예를 들면, 많은 나라가 불법 마약 밀매자들에게는 엄한 형벌을 부과하나, 담배산업에는 계속해서 보조금 및 혜택을 주고 있다. 개발도상국의 담배 생산에 대한 투자정책은 장래 흡연에 의한 죽음을 유발하는 행위이다.

그러므로 이미 담배산업이 국가에 의하여 구축되어 있는 경우에는, 해당되는 토지들을 보다 생산적인 용도로 환원시키고 담배 생산·유통업에 종사했던 근로자들을 재교육시켜 다른 산업에 재배치하는 정부의 정책 및 보조가 필수불가결하다.

과세에 의하여 담배의 가격을 올리는 것은 젊은 층과 담배를 구매할 때 담배값의 영향을 받는 사람들의 경우, 담배소비를 감소시키는데 큰 몫을 하게 된다. 특히 담배값이 생계비를 나타내는 지수들 중의 하나로 사용되는 경우가 있는데 이렇게 사용되지 못하도록 하는 것도 도움이 될 것이다. 그러나 이러한 경제정책은 조심스럽게 수립되어야 한다. 주변국가가 담배세금을 올리지 않는데 한 나라에서만 세금을 인상시키는 것은 단순히 밀수입과 불법적인 담배유통망을 부추길 수 있기 때문이다. 세금정책에 관한 국제적 협력은 그래서 필수적이고 금연정책을 시행하기 위해 재정적 수단을 채택하는 나라들은 불법 담배 유통을 막기 위한 법규를 실행할 준비가 이미 되어 있어야만 한다.

금연에 대한 국가정책을 수립하고 수행하는 경우에는 담배 대용품으로 그 생산 거점을 바꾸려는 담배산업 경영자의 발걸음을 잘 주시하는 것이 중요하다. 10~15세 청소년들을 겨냥해 판매한 코로 흡입하는 담배가 그런 생산품의 한 예다. 이런 새로운 생산품은 아직까지는 건강에 대한 위험성이 잘 알려져 있지 않고 담배보다는 덜 비난받고 있는 그런 제품에 대해 젊은 사람들의 의존성을 촉진시키려는 목적을 갖고 있다. 그래서 포장지에 명백한 경고문구를 넣는 등의 방법으로 사람들에게 그 위험성을 알리는 것이 필수적이다.

국제적 측면들

담배산업체들도 어느 다른 산업과 마찬가지로 국제적인 확장을 목표로 한다. 담배산업체들이 담배 대신에 다른 형태로 생산을 전환하려는 의도를 봉쇄하는 것이 중요하다. 세계 건강 상태에 관한 세계보건기구의 7번째 보고에서 명시된 것처럼, 다국적 담배기업들은 어떠한 견제 없이, 막대한 압력을 가하여 개발도상국에서 흡연습관이 확산되도록 하고 있다(38). 1980년 말에 남성흡연율(70 ~95%)이 가장 높은 국가와 80%에 달하는 여성흡연율을 기록한 10개 국가 중 8개국은 개발도상국이었고 이들의 인구가 세계 인구의 약 1/4을 차지했다.

선진국의 담배회사들은 담배생산을 위한 투자뿐 아니라 담배시장까지 두 가지 모두를 확장하고자 노력하고 있다. 이러한 경우는 국내시장이 여론과 정부의 담배 제한조치에 의해 위협받고 있는 국가에 속한 담배회사일수록 더욱 그러하며, 이러한 기업은 대상국이 담배산업을 정치적으로 지지하도록 압력을 가하는 수단을 통하여 그 나라의 기업들과 연계할 기회를 찾는다. 그러나 이러한 시도는 저지되어야만 한다.

부강한 나라는 어떤 형태로든 발암물질을 혜택받지 못하는 나라에 수출하는 것을 중지할 책임이 있다. 따라서 담배산업에 관련된 대부를 거절하는 세계은행의 경영방식은 높이 평가될 수 있다.

담배소비 규제의 성공

담배소비 규제 노력은 약간의 성과를 얻었다. 세계 70여 개국에서는 이를 중요한 문제로 인식, 정치적 노력으로 여러 종류의 관계 법안을 입법화시켰다(38). 입법안은 다음을 포함하고 있다.

- 담배의 생산, 장려, 소비에 대한 정부정책을 세울 것
- 흡연을 하고 있는 사람들에게는 금연을 권하고, 이제 흡연을 시작하려는 사람—특히 젊은층—들의 금연을 적극 장려할 것
- 비흡연가들의 간접흡연을 막고, 이들이 맑은 공기를 호흡할 권리를 보호할 것
- 흡연이 용납되지 않는 사회 분위기의 조성에 기여할 것
- 금연 프로그램의 효과적 시행을 위한 자원의 배치에 관한 합리적인 안을 제공할 것

금연 교육 프로그램은 법률에 의해 시행되어야 한다. 예를 들면, 스웨덴의 경우에 담배에 실린 건강의 위해성에 대한 강력한 경고 문구 기재가 1975년에 법적으로 의무화된 후, 매일 담배를 피는 인구가 1976년 인구의 43%에서 1980년 30%까지 떨어졌다. 이러한 변화는, 특히 학교에서의 건강과 흡연에 관한 의무교육을 받은 10대 청소년들 사이에서 눈에 띄게 나타났다.

담배의 수요에 대한 높은 가격 탄력성은 가격 상승에 좌우되는 10대 청소년들 담배소비를 감소시킨다(39). 영국에서의 연속적인 담배세 인상은 담배판매량의 실질적 감소를 초래했고, 캐나다에서도 최근 세금인상에 의해 소비량이 현저하게 떨어졌다. 1983년 프랑스는 술과 담배에 세금을 부과하기 시작했고 수익금은 국민 의료보험 자금으로 흡수되어 술, 담배 소비에 의해 발생한 질병의 추가치료비용에 사용된다.

각국에서 실시중인 캠페인은 이미 실질적인 효과를 보이고 있다. 미국은 1964년 공중위생국장(Surgeon-General)의 보고서

(40) 공표로 당시 성인 인구의 45%였던 흡연인구가 20년 후 30%로 감소하여 이를 계기로 담배 퇴치 캠페인이 더욱 가속화됐다. 금연율은 백인에서 더욱 현저했으며, 금연율과 상응하여 1980년대 중반부터 백인의 폐암 발병률이 감소하기 시작했다(41).

국가 암 관리사업은 담배퇴치의 가장 이상적 수단이지만, 어느 한 부서에 의하여 단독으로 수행될 경우에는 재무부나 농림수산부 등에 의하여 정치·경제적 이유로 거부될 수 있다. 효과적인 금연운동은 암의 발병률뿐 아니라 심혈관·호흡기 질환, 분만관련 신생아 사망률도 감소시킬 것이다(34).

간접흡연에 의한 영유아 호흡기질환 발생과 비흡연가의 폐암 발병률 증가는 흡연이 단순히 일 개인에 의하여 결정될 일이 아님을 보여준다.

담배사용 특히 흡연을 효과적으로 억제하려면 각국에서 책임 있는 당국자가 적극적으로 이 일에 참여하여야 한다. 각 부서에서 채택된 여러 가지 정책들 사이에서 부서간 갈등을 없애기 위해서는 정부 최고위급에서부터 합리적인 결정이 내려져야 할 것이다.

금연 프로그램을 발전시키기 위해서는 전체·구체적 목표들이 공식화되어야 한다. 모든 암의 1/3이 흡연과 관련되어 있으므로 전체적인 목표는 결국 **흡연에 의한 암 발병률을 줄이는 것**이다. 한편, 세부적인 목표는 다음과 같다.

- □ 젊은 사람들 중 흡연을 시작하려는 사람들의 수를 줄일 것
- □ 금연자의 수를 늘릴 것
- □ 모든 학생들에게 흡연이 건강에 미치는 영향에 관해 교육할 것
- □ 흡연가·비흡연가 집단 모두에게 흡연의 위험성을 알릴 것
- □ 흡연가에게 금연으로 얻을 수 있는 이익과 금연을 위해 취해

야 할 방법에 대해 알릴 것
◻ 금연을 원하는 사람들에게 적절한 지원과 도움을 제공할 것
◻ 간접 흡연의 영향을 최소화하기 위해 담배 연기 없는 환경을
   만들 것

이런 목표를 달성하기 위해서는 결과를 평가할 수 있는 구체적
인 목표도 제정되어야 한다. 물론 목표는 현재 각국의 흡연율에
따라 달라질 것이다. 전형적으로 쓰이는 목표 형식은 다음과 같다.

> • 규칙적 흡연을 하는 청소년의 비율이 1991년 x%에서 2000년까지
>   y% 수준으로 감소될 것이다.

현실적으로 실현 가능한 목표를 세우는 것이 중요하다. 목표달
성에 실패할 경우 이는 전체적으로 국가 암 관리계획의 대중화에
역효과를 가져올 수 있기 때문이다. 과정별로 성과를 측정하는 것
은 국가 암 관리계획의 필수요건이다. 각 과정은 그 프로그램의
목표달성을 도와주며 비용에 비해 효과는 크다. 과정별로 다음과
같은 내용이 포함된다.

◻ 교육 프로그램(특히 학생들을 위한 프로그램)의 개설
◻ 입법 조치(특히 담배가격과 세금의 인상 등)의 정책 확립
◻ 국가적인 차원에서 관련 정부부서 구성원뿐 아니라 사회·문화
   적 환경까지 고려한 전략을 조언할 수 있는 민간단체 구성원
   도 포함된 국가적인 흡연퇴치위원회 설립

각 프로그램의 결과를 평가하기 위한 요소는 다음과 같다.

□ 단기적으로, 규칙적인 흡연을 하는 성인과 청소년의 비율을 파악하기 위해 흡연과 씹는 담배의 보급률을 조사하여 이를 바탕으로, 다음을 결정한다.
– 성인 교양 프로그램과 학교교과과정 교육 프로그램 중에서 흡연에 관한 정보를 포함하는 프로그램이 차지하는 비율
– 보건요원들에 대한 교육과 이들에 대한 졸업후 교육 중에서 흡연에 관련된 프로그램이 차지하는 비율을 평가
□ 중기적으로, 암 이외의 흡연관련 질환인 관상동맥·심혈관계·호흡기질환의 발생률 변화 평가
□ 장기적으로, 폐암 및 흡연과 연관된 만성 폐색성 폐질환 등으로 인한 사망률의 감소에 대한 평가

남성·여성, 도시·농촌, 젊은이·노인, 고·저소득층 등 위험집단의 변화를 파악할 수 있도록 유병률 조사를 위한 표본크기는 충분히 커야 한다. 유병률 조사는 프로그램 수행과정 중간마다 일정 기간별로 정기적으로 시행되어야 한다.

금연 프로그램의 주요 특징은 <그림 2>에 매우 효과적으로 요약되어 있다. <그림 2>에서 <그림 13>은 각 프로그램의 수행시 과정목표, 영향목표 그리고 성과목표를 제안하고 있다. 수행 계획(process measures)은 한 프로그램의 여러 구성요소의 작용과 그 사이에서의 상호작용을 평가한다. 단기파급효과(impact measures)는 프로그램의 즉각적이고 단기적인 영향을 평가하며 이때 이러한 영향들이 반드시 장기적인 영향을 유발하여야 할 필요는 없다. 기대성과(outcome measures)는 장기간의 영향을 동반하는 효과들을 평가하며 인구집단에서의 장기적인 태도와 행동의 변화 등에 관심을 둔다. 흡연감소에 따른 폐암발생률 감소와 같은 중장기적 효

과도 함께 포함된다.

식이요법

어떤 식이 양상은 암을 일으키는 반면 어떤 식이 양상은 질병 발생을 방지한다는 과학적인 증거가 최근 수십 년 사이에 축적되었다(25, 42). 식품과 특정 영양요소와 암 사이의 양적 관련성에 대한 증거는 아직까지 담배와 술, 특정화학물질들이 암과의 관련성에서 나타내고 있는 정도로 강하지는 못하다. 그럼에도 불구하고 식품요인이 모든 암의 1/3과 관련되어 있다고 생각되므로, 질병 예방 차원에서 식품섭취 습관의 변화에 대하여 심각하게 고려하여야 한다.

식품의 자연적인 성분

지방질

지방질 섭취량과 유방암, 전립선암, 자궁암, 난소암, 대장암의 발생률을 국가간 비교해보면 높은 상관관계를 알 수 있다. 이런 결과는 동물실험뿐 아니라 역학연구에서도 유사한 경향을 나타낸다.

유방암에 관한 역학연구는, 지방질이 결정적 위험요인(43)이라는 증거를 제시하고 있으나, 큰 규모의 코호트 연구를 비롯한 일부 연구 결과들은 이러한 연관성을 지지하는 결과를 나타내지 못하였다. 북미에서 시행된 12개의 환자-대조군 연구 결과들을 종합분석한 결과, 폐경 여성의 지방섭취, 특히 포화지방이 유방암 발생의 위험성을 높인다는 결과를 제시한다(44). 그리고 덴마크와 네

<그림 2> 1차 예방-담배

이행 사항

국가적 차원의 금연심의회 설립
적절한 지원을 받을 수 있는 프로그램 집행자(국가 암 관리사업 조정관 등) 임명
흡연율을 파악하기 위한 표본 조사 실시 장려
아래 내용을 근거로 한 삼위일체 전략 수립

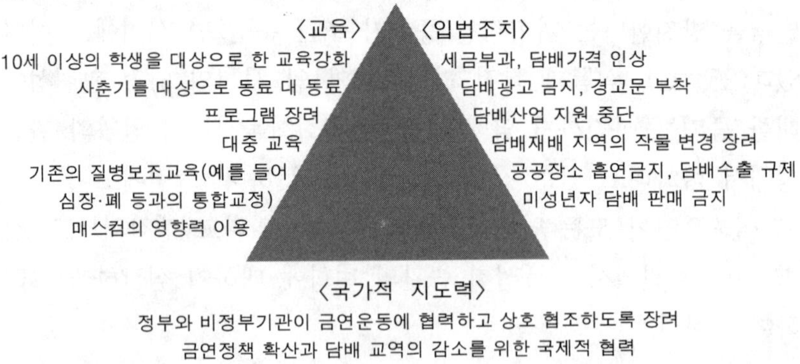

<교육> <입법조치>
10세 이상의 학생을 대상으로 한 교육강화　　세금부과, 담배가격 인상
사춘기를 대상으로 동료 대 동료　　담배광고 금지, 경고문 부착
프로그램 장려　　담배산업 지원 중단
대중 교육　　담배재배 지역의 작물 변경 장려
기존의 질병보조교육(예를 들어　　공공장소 흡연금지, 담배수출 규제
심장·폐 등과의 통합교정)　　미성년자 담배 판매 금지
매스컴의 영향력 이용

<국가적 지도력>
정부와 비정부기관이 금연운동에 협력하고 상호 협조하도록 장려
금연정책 확산과 담배 교역의 감소를 위한 국제적 협력

수행 계획

10세 이상의 학생 80% 이상이 흡연에 대한 교육을 받도록 한다
성인의 과반수가 매년 금연에 관한 정보에 접하도록 한다
흡연 억제에 대한 9개의 입법 조치 중 4개 이상이 이행되도록 한다

단기 파급 효과

10세 이상의 학생 중 80% 이상이 흡연의 위험성을 깨닫는다
성인의 과반수가 담배가 폐암을 유발한다는 걸 알게 된다
성인 흡연자 중 30% 이상이 1년내 금연을 시도한다

기대 성과

단기: 흡연율을 사춘기 30%, 성인남자 50%, 성인여자의 30% 미만으로 줄인다
중기: 심혈관·호흡기 질환의 발생률을 감소시킨다
장기: 폐암 등의 사망률을 감소시킨다

덜란드의 일부 연구는 유방암과 총지방 섭취간의 양의 상관관계를 보여준다(45, 46). 캐나다의 한 코호트 연구는(47) 지방에 의한 칼로리의 양은 유방암 발생과 양의 상관관계를 보이나 지방 이외의 영양소에 의한 칼로리의 양이 많을수록 유방암 발생은 억제됨을 보고하였다. 또 다른 연구는 노르웨이 여성에 있어 육류섭취의 빈도와 유방암 발생률이 양의 상관관계를 보이며, 삶은 생선 섭취는 항암작용이 있음을 보여준다.

지방섭취가 대장직장암의 발생 위험을 증가시킨다는 보고는 보다 더 확실하며, 최근 연구는 지방에 대한 가설을 더욱 강화시켰다(43). 중국계 북미인들이 중국 본토인보다 대장암의 위험도가 높다는 연구결과는 시사하는 바가 매우 크다(49). 덧붙여, 미국 간호사들을 대상으로 한 코호트 연구는 대장암 위험도를 증가시키는 데 있어서 총지방과 육류소비가 상당한 영향을 끼침을 보여주었다(50). 또 전립선암과 난소암도 동물성 지방이 풍부한 음식의 섭취와 관계 있음이 밝혀졌다(43, 51). 미국 의료인들을 대상으로 한 코호트 연구는 전립선암의 위험도를 증가시키는데 지방과 육류의 영향은 단지 병이 진행된 경우에서만 보여진다는 결과를 제시하였다.

아질산염과 소금

많은 나라에서 위암 발병률이 하락하는 이유로 음식패턴의 변화 특히 식품보존을 위하여 소금이나 식초에 절이는 방식이 감소하는 것과 관계가 있다는 연구 결과를 발표하였다. 소금을 뿌리거나 절이게 되면 위장 내에서 프로타민과 반응해 강력한 발암제인 니트로사민을 생산하는 화학변화가 일어난다고 알려져 있다. 이러한 기전은 일본의 일부 지역과 세계 여러 지역에서 계속 증가하는 높은 위암발생률을 부분적으로 설명할 수 있을 것으로 생각되며 북미와 유럽에서의 역학연구가 이를 뒷받침한다(43). 다른 음식조리법도 일부 암과의 관련성이 있을 수 있다. 예를 들면, 불에 구운 고기나 생선이 동물의 몸 속에서 발암물질을 생산할 수 있으나 인간에게 암을 일으키는지에 대해서는 아직까지 분명치 않다.

과일과 채소

대장 및 직장암과 다른 암종(특히 위암, 식도암 등)의 발생률은 상당한 양의 과일과 채소를 섭취하는 사람들에게서 감소한다는 연구 결과가 증가되고 있다. 과일과 채소 섭취가 항암효과가 있다는 증거는 식이섬유 자체가 암을 방지한다는 결과보다 더 확실하게 받아들여지고 있다(43). 대장암에 대한 억제효과에 대하여 메타분석을 행한 결과, 채소섭취(OR=0.48)가 섬유질 섭취(OR=0.58)보다 억제효과가 더 큰 것으로 나타났다(53).

다른 암에 대하여서도 과일이나 채소의 구성성분이 항암효과를 발휘한다고 보고되고는 있으나, 대부분의 연구가 과일이나 채소의 섭취량을 직접 측정한 것이 아니고 간접적인 방법으로 측정한 문제점을 지니고 있다. 비타민 C는 유방암과 위암에 예방 효과가 있음이 보고되었다(43, 44). 우루과이의 식도암 연구도 과일과 채소 섭취의 정상관 관계의 항암효과를 보고하였다(54). 중국에서 시행한 식도전암 병변연구에서도 과일 및 채소섭취가 낮아질수록 발암 위험도가 높아지는 것을 보였다(55).

일부 연구에서 β-카로틴은 폐암 예방효과가 있음을 보였으나 β-카로틴의 섭취량은 관련된 채소의 섭취량에 근거하였으며, 몇 가지 연구에서 채소섭취가 폐암 예방효과를 나타냄을 보고하였다(43, 56). 토론토에서 이루어진 한 연구결과는 β-카로틴, 레티놀, 비타민 A의 항암효과를 설명하는 데는 실패했으나, 몇 가지 관련된 채소 섭취의 양으로 측정한 아질산염 섭취에 대해서는 정상관의 결과를 얻었다(57). 아테네에서 실시한 연구는 과일섭취가 항암효과(로티노이드 제외)를 높임을 나타내었다(58).

미국의 구강암과 인두암 연구에서도 과일과 채소섭취의 항암효과가 보고되었다(59). 미국의 또 다른 인두암 연구는 식품 중의 비타민 C의 항암효과를 나타내었다(60).

오염 물질

식품자체에 자연적으로 포함되어 있는 일부 물질과 조리과정중 생성된 물질도 발암잠재성을 갖는다. 이외에도 발암성이 있는 화학약품에 식품이 오염될 수도 있다. 아프리카의 땅콩과 다른 음식들이 특정한 조건으로 저장될 때 자라는 곰팡이는 아플라톡신을 만든다. 이 아플라톡신은 아프리카에서 간암의 높은 발생률과 일정한 관련성이 있는 상당한 잠재성 발암원이다. 그러나 일반적으로 음식 자체의 오염 물질은 식이에 의하여 발생하는 전체 암 중에서 극히 일부에만 관련된다(25).

첨가제

방부제나 구미를 돋구는 착색제도 발암성이 있을 수 있다. 1956년부터, FAO 및 세계보건기구의 식품표준화 프로그램은 첨가제, 오염 물질, 농약 잔존량의 최대치 기준을 설정하였으며. 법정조정위원회는 이 기준을 시행하였다. 그러므로 현재 허용된 첨가제들이 암발생의 가능성을 높인다는 것은 설득력이 떨어진다(25).

식이습관 변화의 장려

식이요법에 의한 암 예방은 다음 원칙을 준수함으로써 촉진될 수 있다.

- 지방섭취를 줄일 것: 전체 에너지의 10~30% 수준을 유지한다. 이 기준은 심혈관질환 위험도를 최소화하는 권장 기준임(42)
- 식사시 적당량의 채소, 과일, 섬유질을 가진 곡물을 섭취할 것: 매일 최소 400g 이상 섭취할 것
- 에너지 균형을 지키고 적당한 운동과 칼로리 섭취로 이상적 몸무게를 유지할 것
- 아플라톡신, 살충제로 사용되는 화학물질같은 발암원에 의한 식품이 오염되는 것을 방지한다. 아질산염은 발암원일 수도 있고, 또는 발암원의 형성을 유도함으로 아질산염과 같은 성분을 음식에 첨가하는 것을 방지

전통적으로 내려오는 식이습관 때문에 식품과 관련한 암의 발병률이 낮은 국가들은 북미와 서유럽과 같은 형태로 식이습관을 변경함이 없이 고유의 식습관 형태를 계속 유지하도록 장려한다(43).

국가 암 관리사업은 세계보건기구가 제안한 음식, 영양소, 만성병 예방에 대한 권장 사항의 효과를 달성하는 데 중요한 역할을 한다. 식습관 변화를 통한 암 예방은 특히 심혈관 질환과 같은 다른 질병에도 큰 영향을 미친다. 모든 암의 약 1/3이 식습관 때문에 발병된다고 믿고 있다. 그러나 국가 암 관리사업에서 식습관 개선은 지역문화, 관습, 요리형태, 주이용 음식, 계절, 가격 등을 함께 고려하여야 한다. 식이습관을 변화시키기 위하여 고려하여야

<그림 3> 1차 예방—식이 요법

이행 사항
정부차원과 기업차원에서 영농에 관한 협조체계구축
현재 식생활 실태를 확인하기 위한 표본 조사 실시
아래와 같은 세가지 측면의 전략 수립

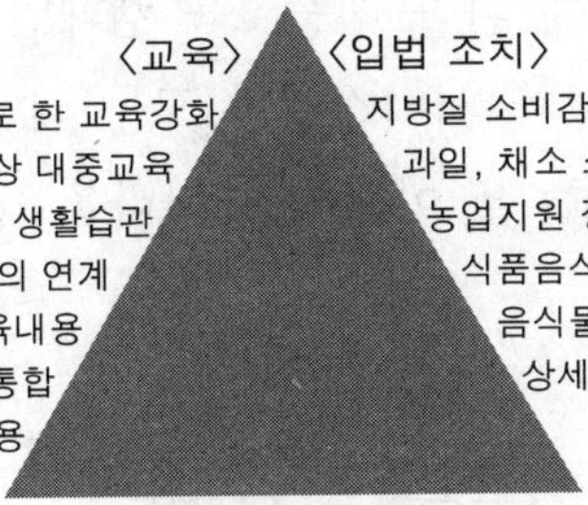

〈교육〉　〈입법 조치〉
10세 이상의 학생을 대상으로 한 교육강화　　지방질 소비감소,
성인 대상 대중교육　　과일, 채소 소비를 증가시키기 위한
다른 측면의 건강한 생활습관　　농업지원 정책 변환
(운동 등)과의 연계　　식품음식의 보존과 조리의 규제
관련된 보건교육내용　　음식물의 영양소 함량에 대한
(심장병 등 포함)과의 통합　　상세한 안내문부착
매스컴의 영향력 이용

〈국가적 지도력〉
분야간 및 정부 기관간의 협력 장려
정부, 농업계 및 비정부기구에 의한 국내, 국제적 협력 장려

수행 계획
10세 이상의 학생 중 80% 이상이 좋은 식습관에 관한 교육을 받는다
성인의 과반수가 매년 식이요법과 암에 관한 홍보에 접한다
식이와 보건에 관계된 1개 이상의 입법 조치가 실시된다

단기 파급 효과
10세 이상의 학생 중 80% 이상이 좋은 식습관에 대해 깨닫는다
성인의 과반수가 음식과 암과의 연관성을 알게 된다

기대 성과
단기: 성인의 30% 이상이 실제로 식생활 개선 시행
성인의 30% 이상이 1주일에 적어도 $3\frac{1}{2}$시간 운동을 한다
중기: 심혈관 질환, 대장암 등의 발병률이 감소한다
장기: 유방암, 위암의 발생률이 감소한다

할 조치들은 다음과 같다.

- 암 발생에 식이 요인이 영향을 준다는 점을 인식시키기 위한 정부의 활동과 이를 위한 관련 부처(특히 보건복지부와 농수산부)간의 연계활동 모색
- 학교에서 음식에 대한 적절한 교육을 시행
- 성인을 위한 음식에 관한 대중교육 캠페인
- 식품산업(생산업계와 서비스업계 모두)의 대표자들이 이러한 프로그램의 목표를 잘 이해하고 따라올 수 있도록 이들과의 협조 추진

식이 섭취 습관 변형 프로그램의 내용이 <그림 3>에 잘 요약되어 있다.

음주

술의 건강상 중요성

과도한 술 섭취로 인한 독성은 일부 사람들에게서 나타나는 알코올에 의한 중독 외에도 신경계, 간 그리고 다른 장기에 손상을 입힌다는 것이 연구결과로 나와 있다. 이러한 손상은 알코올 중독을 일으키거나, 알코올 중독을 유발하는 농도보다 더 낮은 농도에 몇 년간 노출되는 경우에 구강, 인두, 후두, 식도에서의 발암위험도를 높인다고 밝혀졌다. 이는 흡연에 의해 강화된다.

몇몇 연구에서도 술과 직장암 및 유방암의 관련성을 밝혔다

(61). 맥주를 마시는 것은 직장암과 연관되고 지나친 음주는 유방암과 관련된다는 것이다. 원발성 간암은 독성 간경변이든지 감염성 간경변이든지 상관없이 간경변과 매우 연관이 깊다. 선진국에서 간경변은 주로 술 소비에 관련되어 있다. 그러나 소량의 알코올 섭취가 암의 위험도를 높인다는 증거는 거의 없다. 어느 수준의 폭로량도 직접흡연이든지, 간접흡연이든지 상관없이 유해한 경우와는 다르다.

음주 소비량의 통제

우선, 알코올 소비를 억제하기 위한 접근법을 고려하기 전에 술과 담배의 유사점을 파악하는 것이 유용하다. 다음은 두 물질의 공통점이다.

- 인체의 많은 부분을 손상시키고 암을 유발할 수 있는 독성 물질이다.
- 개발도상국에서는 비교적 여유가 있는 계층에서, 선진국에서는 형편이 좋지 않은 계층에서 애호된다.
- 동료의식 같은 사회적 압력에 의하여 광범위하게 지지되고 있다.
- 생리적인 습관성을 유발할 만하거나 할 수 있다.
- 막대한 상업적 이익이 이들을 지지하고 있다.
- '가격 탄력적'이다. 술의 가격이 올라감에 따라 소비는 내려간다.

음주의 통제를 성공적으로 수행하려면 음주에 영향을 주는 많은 사회적 요인을 고려해야 한다. 대부분 이슬람교 국가에서는 술 판매와 소비가 금지되어 있다. 그러나 많은 나라에서는, 식사시간에

마시는 포도주는 사회적으로 정상이고, 더욱이 알코올 도수가 높은 술이 널리 퍼지고 있으며 일부 계층에서는 독한 술들이 애용된다. 음주를 억제하려는 이유는 음주에 의해 유발되는 여러 가지 질병 때문이기도 하지만 알코올 소비에 의한 가정적, 사회적, 산업적인 문제들도 포함된다. 따라서 술에 대한 조처는 단순히 국가 암 관리사업의 부분만이 아니기 때문에 동시에 암 정복 사업에 관련된 관계자들은 과도한 술 소비를 줄이고, 술의 해악에 대한 교육(특히 어린이 대상)을 시행하는 데 있어, 다른 보건단체와 협력하여야 한다(<표 8>).

<표 8> 음주와 관련된 문제에 대한 예방책

	예 방 책		
	건강 보호책	건강 증진책	의료 서비스
정의	위험으로부터 사람을 보호하기 위하여 기업, 정부, 기타 기관에서 사용 가능한 방법	건강한 생활방식을 장려하기 위하여 개인과 지역사회에서 사용될 수 있는 조치	의료인에 의해 개인에게 전달될 수 있는 중요 예방 서비스
세부적 목표	경제적·신체적·법적, 기타 방법으로 음주로의 접근 제한	음주습관의 올바른 지도와 건강한 생활방식의 장려	음주에 의한 해악을 조기에 발견, 효과적인 개입 실시
세부적 조치	경제적: 가격통제, 차별적 과세 물리적: 대리점 수, 형태, 위치, 판매시간의 제한 법적: 음주연령 제한, 부정적 생활방식에 의한 영향관리, 광고와 판매 제한	대중교육: 건강과 건강 관련 정책에 대한 교육, 특정 위험그룹을 대상으로 한 예방교육 프로그램 실시 음주습관의 올바른 지도, 대용품 이용 및 알코올 함량 감소	조기진단: 체계적 평가 효과적 개입: 상담 의뢰, 자신이 자신을 스스로 돕도록 격려

* 참고문헌 62번 참조.

개인적으로 음주량을 줄이는 것이 알코올 남용을 막는 가장 효과적인 전략이다. 이는 알코올 섭취에 실제적인 장애요인들을 설정하는 방법과 음주량을 줄이는(금주 포함) 건강한 생활형식을 장려함으로써 가능하다.

개인적인 술 소비를 줄이기 위하여 정부가 취할 수 있는 조치는 세금인상을 통한 가격상승이다. 이외에 지금까지 수행된 방법으로는 음주시간 및 장소는 제한하는 것, 음주섭취가 가능한 연령을 올리는 것, 술을 전매품화 시키는 것 등이 있으며 이들의 성공여부도 큰 차이를 보였다.

술 소비 억제를 통한 건강증진방법으로 대중매체를 통한 일반 대중교육과 유혹에 약한 젊은 층의 술 소비를 막거나 엄격히 제한하도록 하는 것도 있다. 음주운전과 같이 음주에 관련된 위험한 상황에 관한 프로그램도 유익하다. 알코올 남용이나 의존증세를 보이는 사람들을 찾아내어 음주문제를 극복하도록 전문의료인이나 동일한 문제를 경험한 사람들의 도움을 제공하는 것도 중요하다. 음주 통제 프로그램의 주요 특징들은 <그림 4>와 같다.

직업과 환경

전체 암의 약 5~10%는 직업요인과 관련되어 있으며, 약 1~2%는 환경요인과 관련되어 있다. 직업적, 환경적 요인과 관련된 발암원에 대한 폭로의 최소화가 필수적이지만, 실제 위험정도와 발암원에 대한 일반대중의 인식수준은 상당한 차이를 보일 수 있다.

<그림 4> 1차 예방—음주

이행 사항

정부와 비정부 기관 차원에서 음주 통제와 관련있는 사항에 대해 협력한다
현재 술 소비와 가격의 추세를 확인하기 위한 표본 조사를 실시한다
아래와 같은 3가지 측면의 전략을 수립한다

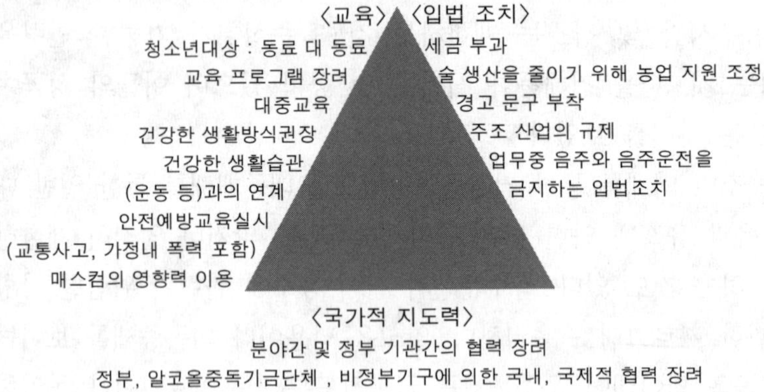

〈교육〉 〈입법 조치〉

청소년대상 : 동료 대 동료   세금 부과
교육 프로그램 장려   술 생산을 줄이기 위해 농업 지원 조정
대중교육   경고 문구 부착
건강한 생활방식권장   주조 산업의 규제
건강한 생활습관   업무중 음주와 음주운전을
(운동 등)과의 연계   금지하는 입법조치
안전예방교육실시
(교통사고, 가정내 폭력 포함)
매스컴의 영향력 이용

〈국가적 지도력〉
분야간 및 정부 기관간의 협력 장려
정부, 알코올중독기금단체 , 비정부기구에 의한 국내, 국제적 협력 장려

수행 계획

10세 이상의 학생 중 80% 이상이 음주의 위험성에 관한 교육을 받는다
성인의 과반수가 매년 금주 권고문을 읽는다
2개 이상의 금주와 관련된 입법 조치가 시행된다

단기 파급 효과

10세 이상의 학생 중 80% 이상이 음주의 위험성에 대해 깨닫는다
성인의 과반수가 술과 암의 연관성(특히 흡연자 사이에서)을 인식한다

기대 성과

단기: 성인의 과반수가 음주량을 줄인다.
중기: 간경화증의 발생률을 감소시킨다
장기: 두·경부암, 식도암, 간암 발생률을 감소시킨다

직업과 암과의 관련성

역사적으로, 굴뚝 청소부의 검댕, 공장근로자의 광물성 기름에 대한 폭로는 음낭암을 유발한다는 것이 밝혀졌다(26). 광물 채광은 폐암을, 염색작업에서 쓰이는 화학물질은 방광암을 유발시킨다.

1925년 이래 체계적 조사에 의해 산업화된 지역에서 이와 같은 연관성이 많이 알려졌다. 더욱이 계속적인 산업화의 확대는 발암물질의 폭로를 수반하는 새로운 물리적, 화학적 공정의 도입을 가속화시켰다.

직업과 관련한 암은 발병과 폭로 사이의 기간이 20~30년이나 걸려 원인을 찾기가 매우 어려우나, 상대적으로 적은 수의 근로자들의 집중적 폭로는 일부 암과 관련된 여러 직업적 요인을 찾는 것을 가능하게 하였다. 1980년대까지 인간에게 발암성이 있는 11개 산업공정과 17개 화학물질군이 확인되었다(29). 직업과 관련된 일부 예는 <표 9>에 제시되었다.

산업화된 나라에서, 대략적으로 남성의 경우 모든 악성종양의 9%가 작업장 내의 발암물질에 폭로된 결과이며(63), 여성의 경우 직업관련 악성종양의 비율이 낮다. 이러한 발생률은 50세 이상에서 눈에 띄게 증가하며, 직업 관련 악성종양은·현재 산업화가 이루어지고 있는 나라에서 많이 나타나고 있다. 예를 들어, 몇몇 개 발도상국의 고무타이어 생산 근로자들에서 높은 폐암 발생률이 관찰되었다. 따라서 이런 나라들의 질병 예방조치는 산업장의 잠재적인 발암물질과 관련된 공정의 사용을 감시하고, 대중교육을 실시하며, 적절한 입법 조치를 시행하는 것이어야 한다.

<표 9> 인간에게 발암성을 일으키는 것으로 알려진 화학 물질, 산업 공정, 직업

산업	직업	부위	의심되거나 알려진 원인 물질
농업	비소 살충제가 쓰이는 포도밭작업	폐, 피부	비소
채취산업(광업)	우라늄 채광	폐	라돈계 원소
석면	광업, 단열재 등 석면 함유제품 제조	폐, 흉막과 복막의 중피종	석면
석유	기름 생산 관련 근로자	피부, 음낭	다핵의 방향족 탄화수소
금속류	크롬 도금	폐	크롬
조선, 자동차제조	조선소 자동차 산업 근로자	폐, 흉막과 복막의 중피종	석면
화학물질	비닐기를 포함한 생산물 염료 제조, 사용	간의 혈관육종 방광암	비닐기 염화물 벤지딘 4-아미노다이페닐 2-나프탈아민
가스	가스관련 근로자	폐, 방광, 음낭	석탄 탄화물, 2-나프틸아민
고무	고무 제조	조혈계 및 림프계 (백혈병)	벤젠
가죽	신발제조, 수선	코, 골수 (백혈병)	가죽, 분진, 벤젠
가구	가구, 캐비닛 제작	코(선암)	나무 분진
직물	오래된 방적공	피부	광물성 기름(첨가제, 불순물 포함)

직업 관련성 암 관리

직업 관련성 암을 예방하기 위해서는 현존하는 또는 잠재적인 위험성에 대해서 확인과 평가가 필요하다. 개발도상국은 이미 산업화된 나라들의 여러 경험으로부터 산업장의 위험한 발암원에 관한 지식습득과 대책을 세울 기회를 가질 수 있다. 직업 관련성 암의 원인이 존재하는 곳은 어디라도, 근로자의 위험을 최소화할 폭로기준이 세워져야 한다. 여기에는 정부, 기업체, 관련학계, 노동

단체들이 관련된 자료를 검토하고, 토의해서 방지책에 동의할 수
있는 기준을 제정해야 한다. 일단 양적으로 구체적인 기준이 세워
지면, 합의된 최대 폭로 허용치를 넘지 않도록 산업 공정들이 변
화되어야 한다. 이에는 산업공정의 재배치, 대용물질 사용, 기타
여러 대응책 등도 포함된다. 현재 세계보건기구의 정기 간행물인
환경보건기준(Environmental Health Criteria)은 160권을 넘어
섰는데 직업을 포함한 환경과 관련된 발암원을 최소화하는 데에
유용한 지침을 제공하고 있다.

발암물질 폭로를 방지하려면 많은 비용이 드는 공정들이, 이로
인해 생길 수 있는 문제들에 대해 대처능력이 부족한 나라들에 수
출되고 있다. 이런 상황에 대한, 국제적 감시와 규제가 필요한 시
점인 것 같다. 이의 관련 자료로는 UN이 정기적으로 개정·발표하
는 금지 또는 제한 대상 화학물질 및 약품들의 목록이 있다.

직업적 위해에 대한 성공적인 공정 변화작업은 많은 영역에서
이루어졌으며, 좋은 사례로 염색업의 공정 변화를 들 수 있는데
실제로 염색업 근로자들의 방광암 발병률이 감소했다(29). 피할
수 없는 폭로를 줄이기 위한 방법으로 발암물질의 흡입을 막기 위
하여 물을 뿌려 가라앉히거나, 탄광의 환기장치 개선, 산업장에서
의 보호장치와 보호복 사용 등이 있다. 암 관리계획은 다음 사항
을 방지하기 위하여 정부 차원의 조처를 촉구해야 한다.

□ 발암성 물질로 알려진 물질들에 대한 폭로가 이루어지는 위험
   한 공정의 수입
□ 식수나 공기를 발암물질로 오염시킬 수 있는 위험성 폐기물을
   함부로 버리는 행위

직업관련성 건강 프로그램의 주요 내용은 <그림 5>에 잘 요약
되어 있다.

<그림 5> 1차 예방-직업성 위험 요인

이행 사항

정부, 노동·산업계 수준에서 작업장 위험방지 관련 있는 단체간의 협력체계 구축
발암성 물질로 알려진 물질에 대한 근로자의 폭로여부 규명을 위한 조사 시행
아래와 같은 세 가지 측면의 전략을 수립, 시행

〈교육〉　〈입법 조치〉

고용주에게 위험성이 덜한　　　　　　ILO의 권고안 소개
작업환경에 관한 정보제공　　　　근로자를 위한 '알 권리' 법규 도입
근로자에게 위험물질에　　　　알려진 발암원에 대한 근로자폭로 방지
대한 교육 실시　　　　발암원의 폭로방지가 불가능 할 때
산업의에 대한 전문교육실시　　　　보호조치 도입 요구
직업상 건강, 안전에　　　　훈련된 감시자에 의한 정기적 감시 시행
대한 교육내용 통합화

〈국가적 지도력〉

정부, 노동계 및 산업계간 협력 장려
직업관련 안전과 건강을 위한 정부 기관 설립
기업에 의해 조달되는 근로자에 대한 보상 기금 조성

수행 계획

근로자 중 80% 이상이 작업장에서의 건강과 안전에 관한 교육을 받는다
고용주의 80% 이상이 작업장의 건강과 안전에 관한 지식에 접한다

단기 파급 효과

작업장의 50% 이상에서 건강 및 안전에 대한 위원회를 구성한다
공정상 사용하는 해로운 화학물질 중 80% 이상 독성과 발암성을 명백히 규명

기대 성과

단기: 직업성 폭로비율을 근로자의 10% 이내로 감소
중기: 없음
장기: 직업과 관련 발생하는 암(예: 폐암)의 발생률을 감소시킨다

감염과 암

원인물질로서 바이러스

간암은 바이러스에 기인하는 인간의 주요한 질환의 한 형태로서, B형 간염바이러스(HBV)의 만성 활동성 감염에 의해 유발된다(64). 바이러스성 간염은 특히 모체감염과 아동기 초기 감염사례가 많은 사하라 사막 이남의 아프리카와 동아시아에서 유병률이 높다. 엡스타인-바-바이러스(EBV)는 중앙 아프리카와 파푸아뉴기니의 어린이에게 발생하는 버키트 림프종과 원인적 연관성이 관찰되었으며, 또한 아프리카와 남·북극 주변 지역과 중국인들의 비인두암과 엡스타인-바-바이러스간에 원인적 연관성이 있다고 알려져 있다.

성행위로 전염되는 인간 유두종 바이러스와 자궁경부암과 관련이 있을 수 있다는 많은 증거가 제시되었으며, 몇몇 연구에서는 바이러스와 피부암, 구강암 및 일부 특이한 형태의 백혈병과의 관련성을 제시하였다.

후천성 면역 결핍증(AIDS)

AIDS 감염시 나타나는 임상증세 중 하나가 AIDS환자의 약 10%에서 나타나는 암의 한 형태인 카포시육종이다. 그리고 비호지킨성 림프종 또한 AIDS에 의해 유발되곤 한다. HIV의 감염경로는 3형태가 있는데, 즉 성교, 비경구적 경로(예: 수혈, 마약 남용자들의 정맥주사시 오염된 바늘의 공유), 그리고 분만(감염된 여성으로부터 그녀의 태아에게, 분만직전, 분만중, 태어난 직후에 감염이 이루어지는 것)이다.

AIDS 방지의 주요 목표는 건전한 성관계, 콘돔 사용, 주사침 교환 프로그램의 장려를 통해 HIV의 전파를 감소시키는 것이다. 이 방법 중 처음 두 가지는 자궁경부암 방지 프로그램과 동일함으로 암 관리 프로그램 참여교육자와 AIDS교육자들은 서로 협력하여 서로에게 도움이 되도록 하여야 한다.

기생충 감염

주혈흡충증(Schistosomiasis)은 인간에게 흔한 기생충 감염 중 하나로, 이집트, 이라크, 아프리카 남동부에서 많이 발생하는 방광암의 원인이 되고 있다(65). 원인미생물인 주혈흡충(Schistosoma)은 얕은 물에 서식하는 달팽이 안에서 생활사 일부를 보내고 나서 물 속으로 방출된 후, 인간의 피부로 침투, 감염된다. 그 생활사는 감염된 사람이 물 속으로 소변, 대변을 내보냄으로써 계속 유지된다. 다른 기생충(간흡충)은 매우 희귀한 암인 담관암을 (동남아시아, 일본 및 한반도에서) 일으키는 것으로 알려져 있다.

생물학적 발암원의 관리

바이러스나 기생충에 의해 발생하는 암의 예방은 관련 감염을 억제하는 방법밖에 없다. 기본적인 방법은 감염의 전파를 최소화하는 교육-예를 들어, 사람들이 감염된 물이나, 문란한 성행위를 피하는 것, 다른 사람들과 함께 사용하는 물에 방뇨, 배변 금지-을 실시하는 것이다.

주혈흡충의 숙주인 달팽이의 제거 또는 달팽이가 서식하는 물을 배수시키는 환경 생물학적 방법도 감염의 확산을 막는 데 유용하

<그림 6> 1차 예방-B형 간염

이행 사항

정부, 비정부기관의 차원에서 간염 방지에 관심이 있는 기관과의 협조체계 구축
현재 보균자 비율과 전파형태(수평 및 수직 감염)의 확인 위한 표본 조사실시
B형 간염 보균자의 비율이 성인의 10% 이상이면 HBV 예방접종 전략을 수립
아래와 같은 3가지 측면의 전략수립

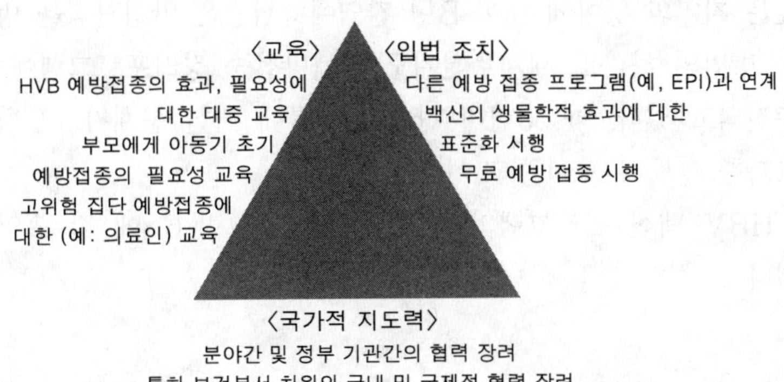

수행 계획

부모가 되는 연령층 성인의 70% 이상 B형간염 예방접종에 대한 교육을 받는다
일선 의료요원들의 80% 이상이 B형 간염 예방접종에 대한 교육을 받는다

단기 파급 효과

B형 간염 예방 접종이 EPI에 포함된다
1세 이하의 영아 중 70% 이상이 B형 간염 예방 접종을 받는다

기대 성과

단기: 없음
중기: B형 간염 발생률의 감소, B형 간염 보균자 비율을 성인 10% 이내로 감소
장기: 원발성 간암 발생률을 감소시킨다

다. 주혈흡충증을 항기생충 약품으로 예방할 수는 없더라도 감염을 치료하기 위한 약물의 적절한 사용은 차후 암 발생을 막을 수 있을 것이다.

효과적인 백신은 전체 암의 원인 중 15%로 추정되는 바이러스 퇴치에 대한 가장 강력한 무기가 될 것이다. 불행히도 백신 주사는 현재 B형 간염 바이러스 퇴치에만 효력이 있다(65). 유병률이 높은 지역의 영아에 대한 B형 간염예방접종은 만성간염을 방지하는 방법의 하나로 세계보건기구의 예방접종 장려프로그램에 의해 추진되고 있다. 약 30년내 간암 발병률에 관한 통계가 이 방법의 효과를 명백히 보여줄 것이다.

HBV 백신 프로그램의 주요 내용은 <그림 6>에 잘 요약되어 있다.

햇빛

자외선에 대한 과도한 노출은 피부암의 원인이 될 수 있다. 사람들이 불필요하게 햇빛에 노출되는 것을 피하게 하는 교육프로그램이 성공적으로 수행되면, 기저세포암과 편평세포암 및 흑색종의 발생률을 감소시킬 수 있을 것이다. 흑색종에 걸리기 쉬운 주된 유전 인자는 금발에 흰 피부이며 고위험군에 속하는 사람의 특징은 햇빛노출에 의해 화상을 입은 경험이 있는 사람, 과도한 주근깨와 양성모반이 있는 사람을 들 수 있다. 다음은 주요 예방법이다.

□ 자신의 피부암에 대한 위험요소를 아는 사람수를 늘릴 것
□ 위험도 높은 사람들에게 과도한 햇빛노출과 자외선을 방사하

는 인공물을 피하고 자신과 아이들을 위해 적절한 햇빛노출 차단 방법을 사용하도록 설득하는 것

<그림 7> 1차 예방–햇빛에 대한 과다 노출

이행 사항

정부와 비정부기관 차원에서 지나친 햇빛 노출 억제에 관심 있는 기관들과의 협력
햇빛에의 노출에 대한 현재의 실정을 확인하기 위한 표본조사 실시
다음에 근거를 둔 삼위일체의 전략 시행

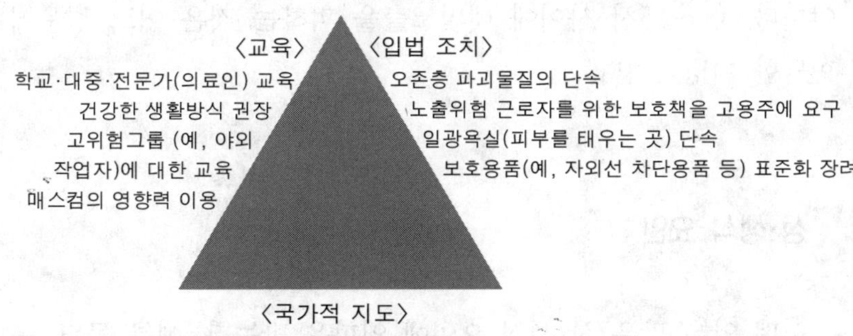

수행 계획

10세 이상의 학생 중 80% 이상이 햇빛 노출의 위험성에 대한 교육을 받는다
성인의 50% 이상이 매년 햇빛에 대한 노출 위험성에 대한 교육 캠페인을 본다

단기 파급 효과

10세 이상의 학생 중 80% 이상이 햇빛 노출의 위험성을 인지한다
성인의 50% 이상이 암과 햇빛노출의 연관성을 인지한다
오존층을 손상시키는 화학 약품의 사용을 금지하는 법규를 채택한다

기대 성과

단기: 성인의 50% 이상이 햇빛노출 감소, 오존층 두께와 자외선 방출수치 감시
중기: 일광에 의해 유발되는 피부병 유병률이 감소한다
장기: 피부암 발생률이 감소한다

□ 햇볕에 그을린 외모에 대한 대중의 태도에 변화를 가져오도록 할 것

햇빛 노출에 의한 위험성을 보건당국과 비정부기관이 인식하도록 하는 것은 피부암을 막는 데 중요하다. 국가는 지구 오존층을 손상시키는 화학약품의 사용을 과감하게 줄이는 국제적 협정에 참여해야 한다. 피부암의 위험도가 높은 나라에는, 자외선 방사수준이 특히 높을 때마다 대중이 알 수 있도록 경보하는 제도가 있어야한다. 11~15시 사이에 햇빛노출을 피하는 것은 어느 경우에든 현명한 예방책이다.

성·생식 요인

어떤 암은 많은 성·생식 요인에 영향을 받는다. 예를 들면, 유방암의 발생위험도는 출산경험이 없는 여성과 비교적 상대적으로 늦은 나이에 첫아이를 낳은 여성에게서 높다. 어린 나이에 성관계를 시작하는 것과 많은 성관계 상대를 갖는 것은 자궁경부암의 위험도를 높인다고 알려져 있다. 폐경기와 폐경후의 증상을 치료하기 위해 에스트로겐을 사용하는 것은 자궁내막 과형성증과 자궁내막암의 발병률을 증가시키며, 폐경후 여성에게 에스트로겐을 장기적으로 사용하는 것도 유방암 발생의 위험도를 증가시킨다고 밝혀졌다(29).

경구피임약도 장기간 사용한 젊은 여성에게 유방암 위험도를 증가시키는 것으로 알려져 있다. 그러나 경구피임약이 자궁내막암과 난소암의 위험률을 감소시키는 등의 이점도 있어, 비용-효과 측면

에서 이와 같은 효과를 고려할 경우 경구피임약의 지속적 사용은 정당화될 수 있다. 1970년대에, 유난히 질암 발생률이 높았던 드문 사례가 있었는데, 이들 여성의 어머니가 과거 절박유산(threatened abortion)을 치료키 위해 다이에틸스틸베스트롤(diethylstilbestrol)을 투여 받던 사실과 관련이 있음이 밝혀지기도 했다. 이런 측면에서 국가 암 관리사업의 성·생식관련 암 예방교육은 다음 사항들을 고려하여야 한다.

- 성·생식 관련 암(성병 포함)에 있어 위험요인인 성행위 및 생식기능에 대한 학교교육
- 안전한 성관계의 중요성과 피임시 콘돔 사용방법의 유용성
- 피임 외의 목적으로 에스트로겐을 꾸준히 사용할 경우의 위험성

AIDS 및 여러 성병뿐만 아니라 자궁경부암을 감소시키기 위하여 건전한 성관계와, 보호조치를 행한 성관계가 바람직하다는 것을 강조하는 교육프로그램을 청소년들을 대상으로 시행하는 것이 중요하다.

3. 암의 조기진단

암의 조기진단은 치료 효과를 매우 높인다. 그러나 조기진단 프로그램을 시작하고자 할 때 선진국의 '첨단 기술'을 기본적인 자원이나 하부구조가 너무 열악한 국가에 도입, 적용하는 것은 피해야 한다. 조기진단의 성공은 조기진단 검사를 실시할 충분한 인력과 확진을 위한 진단, 치료, 추적검사를 실시할 수 있는 시설에 달려 있다. 암을 조기 발견하는 데 있어서 두 가지 중요한 방법이 있는데 이는 바로 교육과 조기진단이다.

조기진단 교육

암의 징후와 초기증세를 알아내기 위해서는 사람들을 교육시키는 것이 필수적이다. 그들은 상처, 계속되는 소화불량, 기침, 출혈의 이유와 이러한 증상 중 어느 것이 발생하면 신속한 의학적 응급처치가 필요하다는 것과 암의 징후에 대한 자가검진─특히 피부, 유방, 구강─기술을 배워야 한다. 효과적인 치료와 결합된 조기진단은 20세기 전반 선진국에서 자궁경부암의 진단시기를 앞당겨 사망자수를 감소시켰다. 선진국에서는 충분히 치료 가능한 암이 개발도상국에서는 상당히 진행된 상태에서만 발견되고 있어 치료를 어렵게 하고 있다. 정확하고 효과적인 치료와 함께 의사, 보건요원, 일반대중의 암에 대한 인식이 전환될 때, 암 치료에 커다

<표 10> 개발도상국과 선진국에서의 구강암, 자궁경부암, 유방암의
진단 당시 진행시기

진단시점 진행시기	선진국		개발도상국	해야 할 일
	환자비율(%)	5년 생존(%)	환자비율(%)	
I-II	-80	80	<20	조기진단을 통해 I-II기에서 환자의 80% 이상 진단 또는 의뢰
III-IV	-20	20	>80	

란 발전이 있을 것이다.

일부 암을 발견하는 데 체계적으로 훈련된 일차 보건요원들은 개발도상국에 있어 복잡한 기술에 대한 투자 없이도 암 방지에 상당한 도움이 된다. 훈련요원들은 암(자궁경부, 유방, 구강, 피부)의 진단시 진행단계를 판단할 수 있어야 하고, 만약 상당히 진행된 암(3기나 4기)인 경우, 신속히 진단과 의뢰를 위한 조치를 강구할 수 있어야 한다(10). 이들 암의 조기진단 및 치료, 의뢰는 말기단계 암의 치료를 위한 어떤 시도보다 좋은 예후를 보인다. 효과적인 치료법이 없는 경우조차 조기 발견한 경우가 보다 치료가 간단하며 삶의 질을 향상시킬 수 있다. 국가 암 관리사업은 다음 사항을 고려해야 한다.

□ 암의 증세 및 징후를 알아낼 보건전문인의 양성 및 훈련
□ 조기진단의 이점과 병의 징후를 대중에게 알리기 위한 홍보시행
□ 조기에 진단된다면 치료 가능한 암의 '조기검진' 방법 소개

자궁경부암을 보다 일찍 진단하기 위한 시도의 한 예가 <그림 8>에 제시되어 있다. 질검경(speculum visual inspection)능력

<그림 8> 2차 예방—자궁경부암을 보다 일찍 진단하기 위한 조치

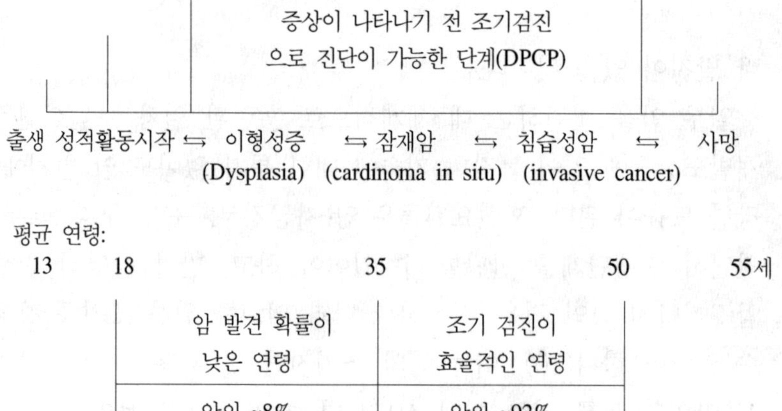

수행 계획

35~59세의 여성중 80% 이상이 자궁경부암에 대한 교육을 받는다
일차의료 요원의 80% 이상이 경부암의 조기 검진의 이점에 대해 알게 된다

단기 파급 효과

35~59세의 여성 중 80% 이상이 적어도 한 번은 검사를 받는다

기대 성과

단기: 자궁경부암 중 30% 이상을 조기 집단 검진에 의해 발견한다
중기: 진행상태(II기 이상)의 침습성 자궁경부암 비율을 30% 이상 감소시킨다
장기: 자궁경부암 사망률을 30% 이상 감소시킨다

을 갖춘 의료인에 의한 자궁경부의 육안검사는 아프리카, 인도, 아시아의 기타 나라에서 그 효율성이 높이 평가되고 있다. 육안검사도 자궁경부 세포진 검사의 중요한 한 부분이나 이에 의한 효과를 정확히 판단하기에는 어려움이 있다.

구강암에 대한 조기검진은 발병률이 높은 나라에서 고려되어야 한다. 구강암은 전세계적으로 가장 흔한 암 10가지 중 하나이며 스리랑카, 파키스탄, 인도, 방글라데시에서는 모든 암 가운데 약 1/3에 해당한다. 이런 나라는 조기진단을 통한 암 억제 가능성이 매우 높다. 그 이유로는 다음을 들 수 있다.

첫째 구강은 일반적 검사로 접근 가능하며, 둘째 비의료인도 암의 초기증상을 쉽게 발견할 수 있다(14). 셋째 흡연량을 줄이면 조기암의 병변이 없어진다. 더욱이 조기 구강암의 외과적 치료는 매우 효과적이다. 동남아시아에서는 일차의료인들이 많은 수의 사람들에게 조기암 병변과 구강암을 정확하게 진단해주고 있음이 밝혀졌다. 따라서 국가 암 관리사업에서는 구강암에 대한 조기검진으로 '친구에게 입안 보게 하기' 프로그램 또는 거울을 통한 자가진단을 권장해야 한다. 만약 재원이 허락된다면 의료인들이, 흡연 성인에 대한 구강 검사를 실시하도록 한다.

피부암을 보다 일찍 진단하기 위한 시도의 한 예가 <그림 9>에 제시되어 있다.

피부암 방지를 위해 국소적인 궤양에 대한 검사와 적절한 치료의 시행은 많은 나라에서 중요하다. 일부 국가는 흑색종의 조기 징후에 대한 감시가 필수적이다. 암이 의심되는 모든 경우, 즉시 적절한 진단과 치료가 시행 가능해야 하며, 인력과 시설을 갖춰 효과적 치료제공이 가능한 의료기관에 관한 정보를 환자 또는 보호자들이 쉽게 알 수 있어야 한다. 의뢰환자에 대해서는 진단과 치료를 할 수 있는 특별 조치가 취해져야 한다.

<그림 9> 2차 예방—구강암을 보다 일찍 진단하기 위한 조치

이행

병의 자각을 위한 건강 교육 개설
전암(premalignant)병변을 발견하기 위해 자신 및 타인의 구강 검사법을 담배 사용자에게 교육
구강검사로 전암병변 구강암을 확인할 수 있도록 일차의료요원을 훈련
비정상의 확인과 진단, 치료, 추적 검사를 위한 의뢰과정을 연결
감시와 평가를 위한 정보 체계 확립

증상이 나타나기 전 조기 검진으로
진단이 가능한 단계

출생 흡연시작 ↪ 백반증, 홍반증 ↪ 잠재 암 ↪ 침습성 암 ↪ 사망
점막하 섬유증

평균 연령:
12   18   35   45   50세

암 발견 확률이 낮은 연령	조기 진단이 효율적인 연령
암의 ~8%	암의 ~92%

수행 계획

담배를 피는 사람의 80% 이상이 자신의 입을 검사할 수 있는 교육을 받는다
일차의료 요원들이 담배를 피우는 사람들의 입을 검사할 필요성을 깨닫는다

단기 파급 효과

35~54세의 담배 피는 사람들의 80% 이상 적어도 한 번은 검사를 받도록 한다

기대 성과

단기: 구강암의 30% 이상이 검사에 의해 발견되도록 한다
중기: 진행 상태(II기 이상)의 침습성 구강암 비율을 30% 이상 감소시킨다
장기: 구강암에 의한 사망자수를 30% 이상 감소시킨다

암의 조기진단

조기검진이란 신속하게 시행될 수 있는 검사, 진찰, 또는 다른

조처에 의해서 인지되지 않은 질병이나 결함을 잠정적으로 인지하는 것이다. 현재 가장 많이 알려진 검사법은 자궁경부암에 대한 세포진 검사(Papanicolqou smear)이다. 이는 자궁경부에서 정기적으로 채취한 세포진을 암이나 암전기 병변 여부에 대해 현미경으로 검사한다.

유방과 위의 경우에는 명백한 징후와 증상에 선행하는 조기 병변을 X선 검사로 발견할 수 있다. 내부 장기들을 직접 보는 검사(내시경 검사)도 있다. 이때, 사용되는 기구는 용종이나 조기 결장암을 진단하는 데 도움이 된다.

이 밖에, 대변잠혈 반응(occult blood)−위장관의 악성종양의 징후−에 대한 화학적 검사도 사용되고 있다. 간암에 대한 α-Fetoprotein치의 상승, 난소암에 대한 CA-129, 전립선암에 대한 PSA 같은 암 지표에 대한 혈액검사 또한 그 가치가 검토되고 있다.

현재 사용되는 다양한 검사기술 중 하나를 채택하려 할 때, 많은 요인들을 고려해야 한다. 다음은 고려사항의 예이다.

□ 민감도: 주어진 상태를 진단할 때 검사의 효율성
□ 특이도: 검사가 위양성을 보이지 않는 정도
□ 수용성: 상당한 불편함을 동반하는 검사(S자 결장경)는 사람들이 검사받기를 주저하게 됨

검진 프로그램의 조직을 주의 깊게 검토하는 것도 중요하다(66). 조기검진 절차 그 자체도 능률적으로 관리되어야 하는데 진단이 신속하게 확인되고 적절한 치료가 시행되기 위해서, 양성의 결과를 보인 개인에 대한 적절한 추적검사도 있어야 한다.

암 조기진단에 관한 정책은 국가마다 다르다. 어떤 나라는 고위

험 집단에 대한 조직적인 조기 프로그램을 채택할 것이고, 다른 나라는 일상적인 의료체계 내에서의 암 발견으로 만족할 수도 있으며, 또 다른 나라에서는 정기적으로 특정검사를 하도록 장려할 것이다. 그러나 체계화된 조기집단 검진 프로그램만이 국가적으로 암 예방효과를 가진다는 것이 명백해지고 있다.(67)

조기집단 검진 프로그램의 성공은 아래와 같은 기본적 원칙에 의해서도 영향을 받는다.

□ 대상이 된 병은 유병률 및 사망률이 높은 흔한 암이어야 한다.
□ 사망률을 감소시킬 수 있는 효과적인 치료법이 있어야 한다.
□ 검사 절차는 피검자가 쉽게 받아들일 수 있어야 하고, 안전하고, 비교적 저렴해야 한다.

국가 암 관리사업에서의 조기검진 프로그램은 대상 집단의 대부분이 검사를 받고, 이상이 발견되는 개인이 적절한 진단과 치료를 받을 수 있도록 체계화되어야 한다. 자궁경부암에 관해서, 조기진단 프로그램에 대한 관리지침이 최근의 세계보건기구 발표에서 제시되었다(68). 이들 사항들은 다른 형태의 암에 대한 조기검진에도 쉽게 적용될 수 있다. 요약하면, 그 지침은 다음과 같다.

□ 검사의 빈도수와 검사를 실시해야 할 연령
□ 조기진단 검사방법을 위한 정도 전달체계 확립
□ 이상 발견시의 의뢰와 치료를 위한 체계
□ 다음 사항을 시행할 수 있는 정보 체계
 - 최초의 검사를 위한 안내장 우송
 - 재검사에 대해 개개인에게 상기시킴

- 확인된 이상에 검사를 추가하기
- 프로그램 자체를 감시하고 평가함

'고위험군'에만 집중되는 조기검진 프로그램은 나라 전체로 볼 때 극히 일부임으로 정당화될 수 없다. 그러나 조기검진 프로그램의 시행계획시, 모든 고위험군이 포함될 수 있는 방법이 도입되어야한다.

자궁경부암에 대한 조기진단

해마다 50만의 새로운 발병을 보이는 자궁경부암은 개발도상국 여성에게는 가장 흔한 암이고 세계에서는 두 번째로 흔한 암이다(1). 적절한 추적검사가 병행된 자궁경부 도말검사로 발생률과 사망률 모두를 상당히 감소시킬 수 있으며(67), 세포진 검사는 초기암인 잠재암이나 침습성암뿐 아니라 전암병변인 자궁경부 이형성증도 밝힐 수 있다.

초기 암의 치료는 매우 효과적인 반면, 진행 암의 단계에서는 치료효과가 적다. 북유럽 국가의 경험은 교훈적이며(69), 1960년대에 아이슬란드, 핀란드는 검진조기 프로그램의 체계적인 적용으로 자궁경부암을 상당히 감소시켰다. 이와 대조적으로 1980년까지 조기검진 프로그램이 체계적으로 도입되지 않았던 노르웨이에서는 그후, 경부암의 증가가 느리지만 꾸준히 증가했던 것에 비해 점차 집단검진 프로그램을 도입한 덴마크와 스웨덴에서는 발생률이 더 낮았다.

검진횟수에 대한 연구를 보면, 자궁경부암에 대한 세포진 검사에서 음성(-)으로 판별된 후, 3년에 한 번씩 하는 검사는 35~64

세 사이 여성이 매년 검사하는 것과 같은 효과를 거둔다는 것을 보여준다(<표 11>). 10년에 한 번씩 하는 검사도 침습성 경부암 발생률을 거의 2/3 가량 감소시킨다는 것이 <표 11>에서 명백히 나타나 있다. 이런 증거들로 세계보건기구는 제한된 자원을 가진 나라에서는 모든 여성에게 최소한 일생 중에 한번은 35~40세 사이에 자궁경부암 검사를 받게하는 것을 목표로 해야 한다고 제시한다. 더 많은 자원을 사용할 수 있다면, 35~55세의 여성에게 10년에 한 번씩 검사를 받게 하고, 더 가능하다면 5년에 한 번씩 검사를 받도록 한다. 이상적으로는 25~60세의 여성에게 3년에 한 번씩으로 검사횟수를 증가시켜야 한다(16).

<표 11> 검사의 빈도에 따른 35~64세 여성에 대한
침습성 자궁경부암의 누적 발생률의 감소

검사의 빈도	누적발생률 감소	비율 검사 수
매년	93	30
2년 마다	93	15
3년 마다	91	10
5년 마다	84	6
10년 마다	64	3

　국가 암 관리사업에서의 목표는 피검체를 검사할 검사실과 치료시설이 있는 모든 곳에서 35~40세의 여성을 한 번씩 검사하는 것이어야 한다. 35~40세의 여성 중 80%가 한 번씩 검사를 받은 경우에는, 검사의 빈도수는 재원이 허락하는 한 30~60세의 여성에게 10년마다 1회씩 검사받도록 하고 더 가능하다면 5년마다로 증가되어야 한다.

<그림 10> 2차 예방—자궁경부암에 대한 세포학적 조기검진

이행

조기진단에 대해 알리는 건강 교육 실시
35세 이상 여성검사 정책확립 및 35~59세 여성군의 특성 조사
자궁경부를 검사하고 표본을 채취할 수 있도록 일차의료 요원 훈련
정도 관리가 우수한 검사실 설립
이상 발견, 진단, 치료, 추적 검사들 사이의 연결 보장
감시와 평가를 위한 정보 체계 확립

증상이 나타나기 전 조기검진
으로 진단이 가능한 단계(DPCP)

출생 성적활동 시작 ⇆ 이형성 ⇆ 잠재암 → 침습성암 → 죽음

평균 연령(세):
~13   18   35   50   55세

암 발견 확률이 낮은 연령	조기 진단이 효율적인 연령
암의 ~8%	암의 ~92%

수행 계획

35~59세의 여성의 80% 이상이 자궁경부암 검사에 대해 알도록 한다
일차의료 요원의 80% 이상이 자궁경부의 검체 채취에 능숙하도록 한다

단기 파급 효과

35~59세 여성의 80% 이상이 적어도 한 번은 검사를 받도록 한다

기대 성과

단기: 진행상태(병기Ⅱ 이상)의 침습성 자궁경부암 유병률을 30% 이상 감소시킨다
중기: 침습성 자궁경부암 발병률을 30% 이상 감소시킨다
장기: 자궁경부암에 의한 사망률을 30% 이상 감소시킨다

유방암의 조기진단

체계적으로 유방촬영술을 시행하고, 확실한 양성 소견이나 의심이 가는 소견을 갖는 개인에게 추가 추적검사를 제공하면 5년 후 50~69세 여성의 유방암 사망률을 약 40% 감소시킬 수 있다(67). 한편, 최근까지 보고된 연구에서 50대 이하 여성들의 유방촬영술에 의한 암 예방효과는 밝혀지지 않았다(70). 젊은 여성에게 조기진단을 실시 후 처음 10년 안에 유방의 검진(physical exam)과 유방 자가진단 교육을 적용하는 것이 암 예방효과가 있는지는 알려지지 않고 있다. 핀란드의 코호트 연구에서는 자가진단이 모든 연령군에 효과가 있다고 주장한 반면(72), 의사에 의해 실시되는 신체검사를 이용했던 의료보험의 연구에서는 젊은 여성에게 더 효과적이라는 결과가 나타났다(71).

50세 이상의 여성들은 2~3년마다 한 번씩 유방촬영술을 시행함으로써 많은 이득을 얻을 수 있다. 유감스럽게도 유방촬영술은 그 실시와 판독에 있어 많은 주의와 전문기술을 요하는 비용이 많이 드는 검사이다(73). 따라서 많은 나라에서 유방촬영을 이용하지 는 못하고 있다.

세계보건기구는 러시아 정부에서 시행되고 있는 유방 자가검진 효과를 평가하고 있으며, 유방 자가검진에 대한 연구를 장려하고 있다(75). 캐나다 전국 유방암 조기진단 연구(Canadian National Breast Screening Study)는 특수훈련을 받은 의료요원이 실시하는 정확한 유방검사가 중요하다고 지적했는데, 이 연구에서 50~59세 군의 여성에게 유방촬영술을 추가하여도 유방암 사망률의 감소는 나타나지 아니하였다.

유방암 조기진단에서, 국가 암 관리사업은 자가 검진을 장려하

<그림 11> 2차 예방−유방암에 대한 조기검진

이행 사항

일차의료원들에게 40세 이상의 여성에 대한 유방 검진을 위한 교육실시

이상 소견이 나타났을 경우에 이들이 진단, 치료, 추적 검사를 확실히 받을 수 있는 연계체계 보장

유방촬영술 시행이 해당 지역에서 가능할 경우에는 방사선과 의사 및 기사들에 대한 훈련, 판독의 질 관리(QC) 확립

조기진단시는 50~69세에만 유방 촬영술을 사용하는 정책 확립

증상이 나타나기 전 조기검진 으로 진단이 가능한 전 단계

출생 질병과정 시작 ↪ 잠재암 ↪ 작은 침습성암→ 큰 침습성암 → 사망

평균 연령(세):

| 25 | 40 | 50 | 60 | 65세 |

암 발견확률이 낮은 연령	조기 진단이 효율적인 연령
암의 ~8%	암의 ~92%

수행 계획

40세 이상 여성의 80% 이상이 유방암 조기진단에 대한 지식을 얻는다

일차의료 요원의 80% 이상이 유방암 조기진단을 위한 지침을 안다

단기 파급 효과

40세 이상의 여성 80% 이상이 한번 이상 유방 조기진단을 받고 유방자가진단법을 배운다

50-69세의 여성 70% 이상이 조기진단을 받음 (유방촬영술 프로그램)

기대 성과

단기: 유방암의 30% 이상이 조기진단에 의해 발견된다

유방촬영술을 이용한 조기 진단에서 발견된 암의 유병률이 예상된 유병률의 3배 이상이다

중기: 진행된 상태(병기II 이상)의 침습성 유방암의 비율이 15% 이상 감소한다

장기: 유방암에 의한 사망률이 15% 이상 감소한다

고 가능하면 40~60대의 여성에게 신체검사에 의한 진단을 장려해야 한다. 어떤 나라에서 유방촬영술의 이용이 가능하면, 사용의 최우선 순위는 진단에의 사용(특히, 자가진단에서 비정상임이 발견된 여성을 대상으로 한 진단)이다. 그러나, 비록 유방촬영술 결과가 음성일지라도 암일 경우가 있다.

유방촬영술은 적어도 대상 연령군의 70%가(현재까지 증거로는 50~69세 여성) 효과적인 조기진단을 받을 수 있는 자원이 허용되지 않는 한 실시하지 않는 것이 바람직하다(67). 조기진단에 대한 상대적 비교 우위를 결정할 때, 유방암 조기진단이 자궁경부암에 대한 세포검사보다 덜 효과적이라는 것을 인지하는 것은 중요하다. 조기진단을 시행하지 않을 경우의 상태에서 유방암에 의한 사망률이 자궁경부암에 의한 사망률의 3배일 경우에야 유방암 조기진단이 자궁경부암 세포진 조기진단과 동일한 사망자 수의 감소 효과를 얻을 수 있다고 알려져 있다.

기타 암에 대한 진단

일본처럼 위암 발생률이 매우 높은 곳에서는 특수 방사선 촬영술이 조기진단에 있어 유용하다(67). 대장 및 직장암을 조기 발견하기 위해 몇몇 방법이 개발되었는데, 그 중 대변 잠혈반응 검사법과 양성 및 악성 종양의 전구병변인 대장용종(polyps)을 발견할 수 있는 S자상 결장경이 대표적인 예다. 현재 두 가지 방법이 모두 다 효과적이라고 하지만(77-79), 비용-효과면에 대한 충분한 증거가 부족하고 조기진단 대상인구에 대한 검증이 요구된다.

폐암에 대한 검진은 X선 촬영과 세포학적 검사가 실시돼 왔으나 연구에서 이의 효과성을 입증할 수 없었다(80).

흑색종과 피부 모반의 관련성 때문에 피부에 대한 체계적인 자가검진은 흑색종 등의 피부암 조기 진단에 유용하다. 명백히 악성전환을 보이고 있는 모반에 대한 절제와 생검은 그 질병으로 인한 사망을 막을 수는 있으나, 아직 효과가 증명되지는 않고 있다(67).

방광암 발생률이 높은 곳, 예를 들어 주혈흡충증이 풍토병인 지역에서나 직업적으로 발암물질에 폭로되는 사람들에게서는 요세포진 검사가 유용하다. 그러나 이 기술의 유용성은 제한되어 있다. 왜냐하면, 방광암은 잠재암 형태로 방광내막의 거의 전부를 침범해 있을 수 있으며, 치료 또한 어렵기 때문이다(80).

따라서, 현재까지는 많은 종류의 암종에 대한 집단적인 조기검진을 실험적인 것으로 간주하여야 하고, 국민보건정책으로 추천되기에는 이른 감이 있으며, 국가 암 관리사업에 포함된다면 이는 조기진단 효과를 판단하기 위한 연구과제로서만 도입돼야 한다. 식도, 위, 대장과 직장, 간, 폐, 난소, 방광, 전립선 등의 암에 관한 조기진단이 이에 해당한다.

4. 암의 치료

모든 종류의 암을 예방하는 것이 가능해지기 전까지는 암의 치료가 중요한 과제이며, 암 치료는 별개의 문제가 아니라 국가 암 관리사업의 한 요소로 간주되어야 한다. 치료의 기본 원칙은 전세계에 걸쳐 동일하지만 치료의 중요성은 질병의 지역적 형태, 즉 가장 흔한 암의 종류와 질병의 진행상태의 상대적 비율에 달려 있을 것이다. 조기암의 상대적 발생비율은 일반적인 환경뿐만 아니라 조기발견을 위한 효과적인 집단 및 조기검진사업의 성공 여부에 따라 달라진다. 또한 개별 국가에서 채택할 특정 치료 방법은 활용 가능한 인적, 물적, 재정 자원에 달려 있을 것이다.

암 치료의 일차 목표는 아래와 같다.

□ 완치
□ 유익한 삶의 연장
□ 삶의 질 증진

위의 목표를 달성하려고 할 때, 한정된 소수 집단에게는 도움이 되지만 더욱 효과적으로 쓰일 수 있는 자원을 왜곡시키는 대규모 치료 센터에 대한 지출을 피하기 위해 암 치료의 한계를 고려하는 것이 중요하다. 현재 상당한 치료자원이 비교적 높은 비용에도 불구하고 제한된 효과를 보이는 완치적 치료(curative treatment)에 쏟아지고 있다.

폐암, 위암 등 흔한 암은 완치적 치료가 일반적으로 불가능함으로 완치적 치료와 고식적 치료(palliative treatment)를 병행하는 치료가 효과적이다. 그러므로 암 치료는 생물학적, 사회경제적, 영적으로 평가된 통합적인 완치 및 고식적 치료여야 할 것이다.

암 치료의 목표와 한계

치료의 주된 방법은 수술, 방사선요법, 화학요법이다. 이보다 새로운 치료 방법은 일반적으로 비용이 많이 드는 데다 그 효과가 낮거나 입증되지 않아 아직까지 선진국 이외에는 적용되지 못할 것으로 보인다. 수술과 방사선요법은 암의 조기단계에서 완치를 가져다 줄 수 있다. 그래서 조기 집단검진사업을 적절한 치료사업과 병행하여 잠재환자의 완치율을 높이는 것이 필요하다. 광범위하지만 국한된 종양을 가진 환자도 수술과 방사선요법을 통해 삶의 질이 향상될 수 있고 생명을 연장시키킬 수도 있다. 그러나 이러한 환자들에게 이 방법들을 적용할 때 종양의 종류와 병기에 따라 기대되는 효과 및 제한된 자원의 적절한 사용에 대해 신중히 고려해야 한다. 일반적으로 수술과 방사선요법은 광범위하게 퍼진 암의 치료에 있어서는 전혀 효과가 없거나 혹은 극히 제한된 효과만을 줄 뿐이다.

수술

간단한 진단 및 치료를 위한 수술이 지역 병원 수준에서도 가능하도록 시설이 갖춰져야 한다. 조기진단만 된다면 절제생검으로도 완치가능성 등 치료효과를 높일 수 있는 많은 암-예를 들어, 유방암, 자궁경부암, 구강암, 설암, 피부암 등-이 있다. 일차의료진은 완치 가능성이 있는 암 환자를 어디로 그리고 누구에게 의뢰할 것이지를 알고 있어야 한다.

방사선요법

방사선요법으로 일부 암(예를 들면 두경부암, 자궁경부암)에 대해 완치가 가능하며, 대부분 암에 대해 상당한 증상완화를 가져다 줄 수 있다. 1회 혹은 몇 차례의 치료로도 상당한 고식적 효과가 있다. 비교적 싼 코발트 기계는 유지하기도 쉽고 대부분 환자에게 적절한 치료와 증상완화를 제공하기 때문에 사용 및 유지시 세심한 주의가 필요한 비싼 선형가속기 등에 대한 투자 필요성을 없애준다. 더구나 개발도상국에서 치료 가능한 대부분의 암은 선형가속기와 코발트 치료가 효과면에서 차이가 거의 없다. 코발트 기계는 치료기간을 가능한 짧게 유지하기 위해 원료를 자주(예를 들어, 매 5년마다) 교환하여야 하며 필요한 인력에 대한 고려도 있어야 한다. 1985년 세계보건기구에 의해 시작된 방사선요법 전문가를 위한 스리랑카의 국가 훈련과정이나 1990년 세계보건기구에 의해 시작된 짐바브웨의 국가 및 지역 훈련과정처럼 가능하다면 훈련프로그램은 환자와 함께 시설을 직접 이용하면서 국가의 필요성에 맞게 수행되어야 한다(10).

필수약물-화학요법/ 내분비요법

화학요법은 특정 암(예를 들어, 버키트 림프종, 소아백혈병, 호지킨병, 고환암)의 완치를 가져올 수 있고 다른 종양은 증상을 완화시켜주곤 한다. 내분비요법(예를 들어, 타옥시텐)은 유방암에서 큰 효과가 있다.

<표 12> 화학요법에 의한 완치 가능성에 따른 종양의 분류
(각 범주의 정의는 본문 참조)

분류 1

유방암1	다발성골수종	소세포폐암
결장암(Dukes C)1	골육종1	직장암(Dukes B2 & C)
생식세포종양	난소암(상피성)	림프종-호지킨병
임신성 영양모세포성암	소아 유잉 육종	림프종-비호지킨
카포시 육종-활동성	소아 신경아세포종(2세 미만)	소아 윌림 종양
백혈병-급성 림프구성	소아 망막아세포종1	백혈병-모발상세포
백혈병-급성 비림프구성	소아 연부육종	

분류 2

성인 연조직육종	두경부암	전립선암3
AIDS 관련 림프종과 카포시 육종	카포시 육종, 비(非)HIV, 무활동성	중추신경계암3
항문암2	백혈병-만성 림프구성	자궁내막암3
방광암-방광내치료2	백혈병-만성골수성	소아신경아세포종 (2세 초과)
방광암-전신적 치료	식도암2	

분류 3

AIDS 관련 중추신경계 림프종	비인두암	흑색종
경부암	비소세포폐암	갑상선암
결장암-전이성	식도암-전이성	신세포암
위암	췌장암	간담도암

1. 화학요법을 질병 조기에 국소 치료에 대한 보조 요법으로 사용했을 때만 생존 연장
2. 내분비요법에는 민감하나 화학요법에는 무반응 혹은 약간 반응
3. 화학요법을 질병의 조기에 사용하였을 때에만 효과가 입증

<표 13> 종양에 대한 필수 약물 및 그 적응증

약물	분류 1 종양	분류 2 종양
L-Asparaginase[1]	백혈병-급성 림프구성	
Bleomycin[2]	생식세포, 호지킨병, Kaposi 육종-활동성	비인두
Calcium folinate[2]		결장대장-전이성
Chlormethine[2]	호지킨병	
2-Chlorodeoxyadenosine	모발상세포 백혈병	
Cisplatin[2]	생식세포, 임신성 영양모세포성 난소(상피성), 소세포폐	방광, 경부, 두경부, 비인두, 식도
Cyclophosphamide[2]	유방, 유잉육종, 신경아세포종, 과립구성 비호지킨 림프종, 난소(상피성) 소아 연부육종, 소세포폐	백혈병–만성 림프구성과
Cytarabine[1]	백혈병-급성 림프구성/비림프구성 비호지킨 림프종	
Dacarbazine[2]	호지킨병	
Dactinomycin[1]	유잉 육종, 임신성 영양모세포성, 카포시 육종-활동성, 소아 연부 육종, 윌름 종양	카포시 육종-무활동성
Daunorubicin	백혈병-급성 비림프구성 또는 골수성	
Doxorubicin[2]	유방, 유잉 육종, 호지킨병, 신경아세포종, 비호지킨 림프종, 골육종, 소아 연조직육종, 소세포폐	성인 연조직 육종, 방광
Etoposide[1]	생식세포, 소세포폐	
Fluorouracil[2]	유방, 결장, 직장	항문, 두경부, 자궁, 비인두, 식도, 백혈병-만성과립구성
Hydroxyurea[3]		백혈병-만성과립구성
Levamisole[2]	결장	
Mercaptopurine[1]	백혈병-급성 림프구성	
Methotrexate[1]	유방, 임신성 영양모세포성, 백혈병-급성 림프구성, 골육종	방광, 두경부
Mitomycin C[3]		항문
Prednisone[2]	호지킨병, 백혈병-급성 림프구성, 다발성 골수종, 비호지킨 림프종	중추신경계
Procarbazine[2]	호지킨병	
Tamoxifen[2]	유방	
Vinblastine[2]	생식세포, 호지킨병, 카포시 육종-활동성	카포시 육종-무활동성
Vincristine[2]	유잉 육종, 호지킨병, 백혈병-급성림프구성 신경아세포종, 비호지킨 림프종, 소아 연조직육종, 소세포폐, 윌름 종양	

1. 분류 1의 소아 종양의 치료에 필요한 약물
2. 세계에서 가장 흔한 10가지 종양의 치료에 필요한 약물
3. 분류 2의 종양을 치료하는 데만 필요한 약물

적용되는 화학요법/ 내분비요법에 따라 종양을 분류할 수 있다 (<표 12>). **분류 1**의 종양은 하나 혹은 여러 약물을 단독 혹은 다른 치료 수단과 함께 사용시 적어도 일부 환자에게서 완전한 치료가능성이 있는 종양이다. **분류 2**의 종양은 하나 혹은 여러 약물의 사용으로 종양의 범위가 줄고 생존기간이 미약하게나마 연장되는 등 삶의 질이 향상될 수도 있지만 확증은 없다. 그래서 증상완화를 위해서 이 분류의 종양환자들은 화학요법 치료가 추천되지 않는다. **분류 3**의 종양은 효과적인 약물이 없는 경우로, 일부 약물이 종양을 약간 감소시키지만 그 효과가 매우 작아 이 분류의 환자는 생존 기간이 화학요법에 의해 오히려 줄어들 수도 있다.

현재 80개 이상의 세포독성 약물이 사용되고 있다. 세계보건기구가 비용-효과 측면과 생명 연장의 가능성에 기초하여 성인에게 가장 흔한 10종의 암 치료에 필요한 14개 약물 목록을 작성하였다(81). 소아 종양의 치료를 위해 6개의 약물이 더 필요하고 성인 백혈병과 림프종 치료에 2개의 약물이 더 필요하다(<표 13>). 또 다른 2개의 약물이 분류 2의 종양에 효과가 있다. 이 약물 목록은 화학요법에 의한 암 치료에 관한 국가정책의 기초가 되어야 하며, 덧붙여 이들 약물에 대한 생물학적 활성도에 대한 확인이 필요하다.

화학요법은 일부 종양의 특정 진행시기에서 보조요법으로 효과가 있다. 그러나 대부분 약물사용이 가능하고 값싼 경우나 고도로 항암제에 민감한 종양(예, 조혈계 악성종양, 소아종양, 고환암, 융모막암종)의 경우를 제외하고는 비용에 비해 치료 효과가 적다. 따라서 화학요법의 시행여부는 각 종양의 특성, 진행시기 그리고 활용 가능한 자원을 고려해서 결정해야 한다.

암 치료 효과는 질병 부위와 여러 사회적 요인에 따라 다양하다. 한 나라 안에서도 사회경제적 요인에 따라 가장 좋은 치료를 접할 수 있는 조건에 큰 차이를 보인다(82). 때로는 약물의 치료 효과를 확인하기 위해 임상시험을 수행하기도 한다. 이러한 임상시험은 임상연구에 적합한 좋은 시설과 자원, 관련제도가 구비된 경우에만 가능하다.

치료 방침의 개발

효과적인 치료는 의료전문인뿐 아니라 사회사업가, 가족 등이 포함된 암 환자를 위한 '팀(team)'적 접근이다. 따라서 환자와 가족에 대한 교육도 암 관리의 한 요소로 고려되어야 한다.

효과적 치료방침의 개발을 위해 치료 소위원회의 설립이 필요하며 이에는 최소한 회장과 암 관리 위원회에서 뽑은 다른 구성원도 가능한 포함시켜야 한다. 소위원회에는 모든 관련 의료인이 포함되어야 한다. 따라서 구성원은 방사선치료 전문가, 외과의사, 항암치료 전문가, 간호사, 사회사업가 등으로 이루어져야 한다. 우선적인 치료방침은 흔한 암과 활용 가능한 자원에 따라 선택됨으로 역학자와 행정부(보건부)의 대표가 소위원회의 상임위원이 되어, 암 관리위원회의 모임 중 소위원회에 각종 치료관련 정보를 제공해야 한다.

치료 소위원회는 정기적으로 열어, 구체적인 목표를 정하여 암 관리 계획의 확립과 수행을 진전시켜야 한다. 구체적 목표에는 특정 종양에 대한 치료지침 확립과 같은 단기 목표와, 치료 방침의 성공을 측정할 수 있는 방법과 같은 장기 목표가 포함되어야 한다.

치료자원의 적절한 배치를 결정하기 위해 치료 소위원회는 먼저 대상지역의 흔한 암과 암의 진행시기에 대한 정보가 필요하다. 각종 암의 진행시기에 따른 치료지침은 완치 가능성에 대한 현실적 추정과 자원의 활용가능성에 근거하여 확립되어야 한다. 예를 들어, 조기경부암의 경우 수술과 방사선치료를 서로 비교하여 더 좋은 결과를 보여주는 증거가 없기 때문에 그 지역의 다른 주요 종양에 대한 수술과 방사선치료 자원의 사용가능량에 근거해 치료지침을 결정해야 한다. 특정 치료방법이 치료효과면에서 그 우수성이 설령 입증되었다 해도 덜 효과적인 방법이 자원활용면에서 더 효율적이라면 오히려 이 방법이 선택되어지는 것이 더 합리적이다.

자원의 배치는 항상 완치가능성이 없는 환자보다 완치가능성이 있는 환자에게 우선권이 주어져야 하며, 완치 불가능한 환자는 고식적 치료를 받아야 한다. 특정치료로 생명이 연장될 수 있거나 완치가능성이 적게나마 있는 환자도 역시 구분되어 자원 활용과 완치가능성에 따라 완치적 치료 또는 고식적 치료가 제공되어야 한다.

의뢰 방침의 개발

치료 방침의 효율적인 수행을 위해 자원 분배에 관한 세심한 고려와 지역내 여러 치료기관 사이의 의뢰에 관한 명확한 지침이 확립되어야 한다.

환자 의뢰시 먼저 환자의 선별이 필수적이다. 즉 완치적 치료를 수행할 것인지 아니면 고식적 치료를 제공할 것인지에 관한 결정을 내려야 한다. 각종 암에 대해 다수 및 소수 증례를 통해 완치 가능성이 높은 종양인지, 완치 불가능한 종양인지를 명확히 구분,

각각에 대해 적절한 치료를 결정해야 한다.

그 다음 환자를 치료하기에 자원이 부적합할 경우 치료 소위원회는 추가적인 자원을 요청하거나 치료법을 변경할 수도 있다. 예를 들어, 일정 시간 내에 좀더 많은 사람을 치료하기 위해 소폭의 효과 감소를 감수하며 방사선치료 횟수를 줄일 수 있다. 일반적으로 활용 가능한 자원이 제한되어 있을수록 외래치료, 단기치료, 화학요법을 뺀 수술 혹은 방사선요법을 사용한다. 화학요법에 대한 방침에 있어서는 여러 질환에 대해 동일한 치료 프로토콜을 사용하는 것이 유리할 수 있다. 예를 들어, 보조적 혹은 선행 화학요법이 적절하다고 알려진 모든 상부위장관암에 대해 5-플루오로우라실이나 아드리아마이신, 에토포사이드의 복합 화학요법을 사용하는 것이다.

완치적 치료 가능성에 대한 결정이 일차의료 수준에서 이루어져야 하며, 고식적 치료밖에 제공해 줄 것이 없는 환자를 대형 병원에 의뢰하는 것은 무의미하다. 그러나 치료 가능성이 있는 환자를 의뢰하기로 결정했다면 환자가 치료과정에 있음을 확신시켜줘야 한다. 그렇지 않다면 치료가능성을 잃을 수 있다. 이는 조기진단 및 집단검진사업으로 확인된 환자에게 특히 중요하다.

국가 암 관리사업은 조기진단 및 집단검진사업과의 통합에 관한 지침과 가장 흔한 암의 적절한 치료 제공에 관한 지침을 확립해야 한다. 관리지침에는 질병의 완치 가능성, 활용 가능한 치료의 적용, 다양한 접근법의 비용-효과 분석에 근거하여 필수적인 치료가 명기되어야 한다. <그림 12>는 고려해야 할 접근법을 요약하였다.

<그림 12> 치료

이행 사항

흔한 암 종류와 활용 가능한 자원에 맞게 치료 방침을 조정
명확한 의뢰 방침의 확립 및 조기진단사업과의 통합
완치, 조절, 혹은 고식적 치료를 받을 환자군 구분
부위와 병기에 특이한 치료 지침을 정할 국가위원회 구성

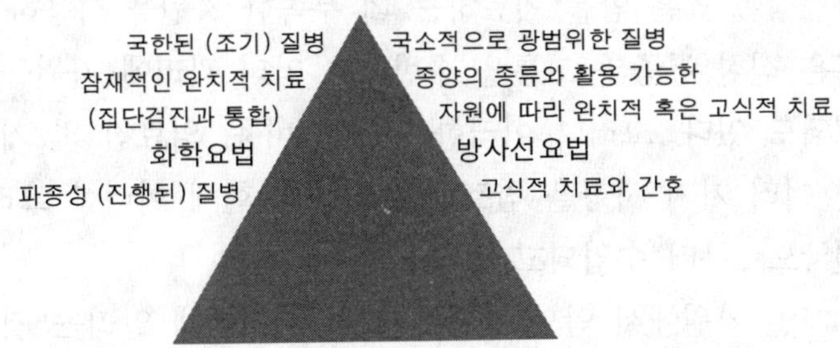

수행 계획

50% 이상의 성인에게 암의 완치적 치료 가능성에 대해 알린다
80% 이상의 일차보건요원에게 환자가 잠재적인 완치적 치료를 받을 수 있는 기관에 관해 교육한다
모든 암치료 전문가에게 활용 가능한 치료 지침을 인지하게 한다

단기 파급 효과

70% 이상 일차보건요원이 잠재적, 완치적 치료를 받을 수 있는 기관으로 환자를 의뢰한다
20% 이상의 환자가 잠재적인 완치적 치료를 받는다

기대 성과

단기: 50% 이상의 암 환자가 1년 이상 생존한다
중기: 30% 이상의 암 환자가 5년 이상 생존한다
장기: 완치적 치료에 의한 암사망률의 10% 이상 감소한다

암 치료의 윤리적 측면

윤리적 고려가 두 가지 면에서 암치료에 영향을 준다. 즉 자원의 활용가능성 관점에서 치료 방침 결정에 환자를 포함할지의 여부이다. 때로는 치료방침 결정에 지역적 선호사항이 큰 영향을 미치기도 한다. 예를 들어 생명을 구하는 데 드는 비용이, 흔한 암을 관리하는 데 드는 비용보다 많을 지라도 때로는 지역에 따라 완치가능성이 높은 암을 치료하는 데 부족한 자원을 사용하기도 한다. 혹은 심한 통증과 고통을 수반하는 암의 관리에 자원을 집중하는 지역도 있다. 그러나 이러한 선택은 비용, 의료진 및 기술진에 대한 여러 가지 사항을 참조해야 하는데 현재 이러한 고려 없이 선진국으로부터 수입되고 있다.

개인 차원에서 암의 진단에 관해 환자에게 알리는 것이 이제는 일반적으로 인정되는 의료 관행이지만 보편적이지는 않다. 그러나 이러한 정보를 알리는 것이 여러 장점이 있는데 특히 치료와 고식적 간호를 환자가 선택하도록 하는 데 좋다. 서면동의는 환자로 하여금 암의 예방과 조기진단에 필수적인 생활양식을 선택하도록 하는 국가 암 관리사업의 목표와도 일치한다. 그러므로 환자에게 진단결과를 숨겨 치료결정에 참여할 기회를 박탈하는 것은 일관성이 없는 일이 될 수 있다.

치료 효과의 평가

일단 치료방침이 결정되고 국가 암 관리사업에 통합되면 치료수행 및 그 효과에 관한 자료를 수집, 계획된 전략결과를 평가해야 한다. 그래서 차후 치료방침은 평가결과에 근거해 결정된다.

<표 14>는 노르웨이, 스코틀랜드, 미국에서 각종 암의 5년 상대 생존율로, '상대 생존율'이란 각 나이에 따른 다른 원인에 의한 사망률을 보정한 생존율을 의미한다. 이 자료는 선진국에서 20~30년 전 자료이므로 현재 이들 국가의 치료수준은 상당히 향상되었겠지만 이 자료를 제시하는 것은 선진국이 아니라 조기진단을

<표 14> 노르웨이, 스코틀랜드, 미국(백인)에서 진단된 각종 암의 진행시기별 5년 상대 생존율(%)

암 발생 부위	노르웨이		스코틀랜드		미국(백인)	
	1953~1957	1972~1975	1960~1964	1970~1973	1950~1954	1965~1969
위						
남	10	14	9	11	12	12
여	10	14	8	10	11	14
췌장						
남	0	2	4	7	1	1
여	1	3	4	6	2	2
결장						
남	27	40	27	33	40	46
여	28	41	29	36	42	47
직장						
남	25	36	28	35	38	41
여	29	40	30	35	43	45
폐						
남	7	7	7	10	5	8
여	8	9	5	7	9	13
방광						
남	34	40	47	54	54	62
여	18	32	32	46	51	62
유방						
여	59	52	52	59	60	65
자궁경부						
여	52	73	45	58	59	57
전립선						
남	39	52	30	44	43	57

통해 생존율을 높일 수 있음을 보여주기 위함이다. 각종 암의 5년 상대 생존율이 현재 40~60%에 이르며, 일부 질병에서는 더 높은 수치를 보이고 있다(예를 들어, 국소 유방암의 경우 약 90%). 그러나 위, 폐암 등은 5년 생존율이 15% 이하이고 췌장암은 이보다 더 낮은 상태다.

보고된 생존율의 추이를 해석하는 데에는 주의가 필요하다. 일반적으로 이런 추세가 최근 수십 년 동안에 상승되었기 때문에 이를 진단과 치료의 증진 탓으로 생각하려는 경향이 있다. 이런 요인이 특히 호지킨병, 백혈병, 경부암과 같은 암에서 의심의 여지없이 큰 역할을 하였다. 그러나 구강암, 유방암, 폐암, 기타 일부 암에서 생존율이 향상된 원인 중 일부는 통계적 오류로 설명될 수 있다. 예를 들어 대중과 전문가의 지식향상으로 일부는 질병 경과중 예전에 비해 일찍 진단된다. 또 실제적인 생존의 연장 없이 진단 이후 길어진 시간 때문에 생존율의 상승으로 기록될 수 있다. 또한 보다 적극적인 환자 발견으로 설령 발견되지 않았다 하더라도 빠르게 사망으로 이어지지 않을 일부 암을 진단할 수 있다. 즉 이런 비교적 서서히 퍼지는 종양을 많이 포함하고 있는 최근의 자료들이 외견상 생존율의 증진을 보여줄 수 있기 때문이다.

5. 고식적 치료

세계적으로 대부분의 암은 진단시 이미 완치가 불가능하다. 의학이 발달한 선진국에서도 암 환자의 50%는 사망한다. 따라서 아직까지는 암 치료에서 고식적 치료가 우선 순위이며 어떤 나라에서는 암 치료의 80%가 고식적 치료의 대상이다. 고식적 치료는 완치적 치료에 비해 상대적으로 쉽고, 저렴하여 세계적으로 암 관리 측면에서 높은 관심을 받고 있다.

세계적으로 400백만 명 이상에게 암 통증 완화요법이 매일 필요함에도 계속 소홀히 여겨졌다. 암에 의해 환자, 가족, 지역사회가 겪는 고통을 줄이기 위해 가능한 모든 노력이 기울어져야 하며 특히 통증완화는 비용이 적게 들기에 더욱 그렇다(9, 83, 84). 진행된 암의 주요문제인 심한 통증이 적절히 다루어지지 못하는 이유는 여러 가지가 있다. 의료인 대상 교육 부족—즉 의대생들은 암을 치료하는 것을 배우지만 암 통증을 치료하는 것은 거의 배우지 않음—, 의료인들의 약물의존에 관한 염려, '통증의 조절 가능성'에 대한 의식의 결핍, 진통제 투여에 관한 의약법의 규제, 적합한 약물의 부적절한 사용 가능성 등이 있다.

암 치료에서 증상조절, 통증 완화 등 고식적 치료가 모든 국가에서 향후 수년간 중요한 문제로 여겨질 것이다. 그러나, 개발도상국에는 현재 암 환자를 돌볼 의사와 간호사가 충분치 않다(10). 그렇지만 제한된 자원으로도 적절한 우선 순위와 전략을 세운다면 어려움은 없을 것이다(<표 15>).

<표 15> 세계적으로 가장 흔한 8개의 암에 대한 우선 순위와 전략

암 발생 부위[1]	일차예방	조기진단	완치적치료[2]	통증완화와 고식적 치료
폐	++	−	−	++
위	+	−	−	++
유방	+	++	++	++
결장/직장	+	+	+	++
경부	+	++	++	++
구강/인두	++	++	++	++
식도	+	−	−	++
간	++	−	−	++

++: 효과적, +: 약간 효과적, −: 비효과적
* 참고 문헌 10에서 채택
1. 세계적인 유병률의 순서로 열거
2. 대부분의 경우, 조기에 진단이 된 경우

암 환자의 삶의 질을 향상시킬 지침은 다음과 같다(84).

□ 암 통증 완화와 고식적 치료를 위한 국가정책 및 사업을 확립
한다.
□ 기존 보건 체계에 고식적 치료 사업을 통합시킨다.
□ 보건요원에게 고식적 치료와 암 통증의 완화에 관하여 적절한
훈련을 시행한다.
□ 가정에서의 고식적 치료 프로그램을 위해 동등한 지원이 이루
어지도록 국가보건정책을 검토한다.
□ 병원에서 가정간호를 위한 적절한 도움과 지원을 시행한다.
□ 마약성/ 비마약성 진통제와 특히 모르핀의 경구 투여가 가능
하도록 한다.

세계보건기구는 암 통증의 완화를 위해 3단계의 '사다리'를 개
발하였다. 만일 통증이 발생한다면 다음과 같은 순서로 경구용 약
물의 투여가 신속히 이루어져야 한다. 먼저, 비마약성 진통제(아스

피린과 파라세타몰), 약한 마약성 진통제(코데인), 강력한 마약성 진통제(모르핀), 그리고 공포와 불안을 잠재우기 위한 추가적인 약물—보조약—을 사용하여야 한다. 통증이 없는 상태를 유지하기 위해 약물은 필요에 의해서가 아니라 시간에 맞춰(예, 3~6시간마다) 주어야 한다. 정확한 약물, 투여시간, 용량을 지켜 투여하면 비용도 적게 들고 80~90%에서 효과적이다. 약물로 완전한 효과가 없다면 수술이 추가적인 통증 완화를 가져올 수 있다. 관련된 세계보건기구 프로그램은 다음과 같다.

□ 통증을 완화시키기 위해 할 수 있는 사항에 관한 지식을 전파하기 위한 세계적인 네트워크 구성
□ 환자와 가족에게 통증은 거의 항상 조절 가능하다는 지식 전달
□ 암 통증 치료를 의사와 간호사 교육에 포함
□ 표준적인 암 교과서에 포괄적인 통증 완화에 관한 사항 수록
□ 특수한 암센터에서만이 아니라 종합병원, 보건소, 그리고 가정에서 암 통증의 치료
□ 환자에게 통증 완화를 위한 약물의 이용을 촉진시키기 위한 국가 약물 법령의 개정
□ 공공/ 민간 자원으로 통증 완화의 지역 및 국가 사업을 지원하기 위한 추가적 기금 모금

암 관리는 다른 어떤 방법보다도 고식적 치료를 통해 더 빨리 암 환자 자신과 그 가족의 고통을 완화하고 삶의 질을 증진시키는 것이 중요하다. 이 분야에 활발히 활동하고 있는 기관과 전문가들의 국제적 네트워크가 이미 설립되어 있다. 의사, 간호사, 환자와 그 가족으로 하여금 암 통증은 완화될 수 있다는 것을 알게 해야

하고 또 그 방법을 가르쳐야 한다. 마약 의존성 발생에 대한 일반
적인 염려를 가라앉혀, 적절하고 저렴한 약물을 쉽게 사용할 수
있도록 하고 이를 저축하는 법령은 개정되어야 한다. 세계보건기

<그림 13> 암 통증 완화

이행 사항

흔한 암 종류와 활용 가능한 지원에 맞게 치료 방침을 조정한다
고식적 치료에만 적합한 환자군을 구분한다
부위에 특이한 고식적 치료 지침을 정할 국가위원회를 구성한다

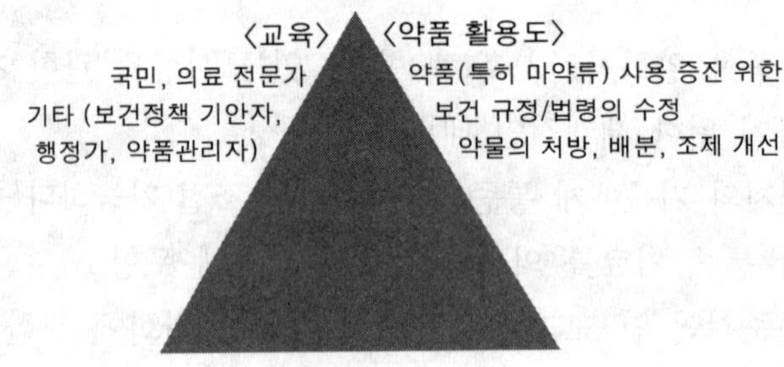

수행 계획

80% 이상의 암 전문가에게 암 통증 완화를 위한 지침을 강의한다
50% 이상의 일반의에게 암 통증 완화 지침에 대해 알린다
50% 이상의 암 환자와 친척에게 암 통증의 완화가 가능하다는 것을 알린다

단기 파급 효과

일차의료에서 경구용 모르핀을 사용할 수 있다
80% 이상의 암 전문병원이 세계보건기구의 암 통증 완화 지침을 채택한다
50% 이상의 일반 병원이 세계보건기구의 암 통증 완화 지침을 채택한다

기대 성과

단기: 50% 이상의 암 환자가 경구용 모르핀을 복용한다
중기: 30% 이상의 암 환자가 심한 암 통증에서 해방한다
장기: 80% 이상의 암 환자가 심한 암 통증에서 해방한다

구는 암 통증의 완화에 대한 많은 지침을 담은 출판물을 제작하였다(83, 84). 그러므로 국가 암 관리사업단은 아래의 활동지침을 이용하면 도움이 될 것이다.

- 관련된 모든 보건요원에게 세계보건기구 지침서 배부
- 세계보건기구 지침서의 일부를 임종 간호에 임하는 가족과 비의료인에게 적합한 언어로 풀이
- 고식적 치료와 세계보건기구의 암 통증 '사다리'에 대하여 의사와 관련 보건요원에 대한 훈련 제공
- 약품 관리자가 진통제의 사용 가능성을 충분히 고려, 통증 완화를 위한 경구용 모르핀의 사용을 제한하는 규정을 수정하도록 함
- 암 환자를 위한 가정간호의 중요성과 병원의 적절한 후원과 지원 제공 체계를 주지시킴

6. 암 관리연구

암 정복을 위해선 지속적인 연구가 필요하다. 예방, 조기진단, 치료의 발전은 지식의 축적에 달려 있으며, 연구의 대표적인 세 가지 분야는 실험실, 임상, 역학 연구다.

암의 생물학적 기전을 규명하려면 분자생물학이 발전하여야 하며 현재는 매우 희망적이다. 임상 연구는 치료에 관한 지식을 발전시킨다. 역학 연구는 여러 측면에서 암의 원인 등에 관한 이해를 증진시킨다. 또한, 환자 진료가 최선으로 조직화되었는지, 각 과정에 대해 효율성을 평가하는 것도 역시 중요하다. 따라서 보건사업 연구도 암 관리 연구의 중요한 요소이다.

현재 연구를 통해 이미 큰 발전을 하였지만, 세계적으로 현재와 미래의 암 유병/ 발병률 및 사망률에 적극적으로 대처해야 한다는 큰 과제가 남아 있다. 암 관리 연구가 국가 암 관리사업의 중요한 요소지만 일이 중복되지 않게 다른 사업과 협력 하에 수행되어야 하며 특히 암 예방에 관해서는 더욱 그렇다. 또한 다른 질병관리 사업과도 정보를 공유할 수 있도록 기획되어야 한다.

암 관리 연구의 목적은 현재의 지식을 활용, 암 유병률과 사망률을 감소시키는 방법을 찾고 이를 평가하는 것이다. 이러한 연구는 그 지역의 가장 흔한 암을 중심으로 전개되도록 하기 위해 지역의 문화 규범, 그 나라의 특성을 파악하고 있어야 한다. 덧붙여, 현재의 보건사업 연구와 국가 암 관리에 영향을 줄 재정 및 기타 자원도 미리 알고 있어야 한다.

　　따라서 어떤 나라에서는 가장 긴급한 문제가 자궁경부암 치료에 필요한 활용가능 자원을 고려하면서 집단 검진사업의 효율성을 극대화시키는 것이 될 수 있고, 다른 나라에서는 특정 발암물질에 대한 산업체의 노출을 제한하는 것이 될 수 있다. 또 다른 나라에서는 일차의료를 통해 암에 대한 국민의 이해를 증진시키는 문제가, 다른 나라는 진행된 암 환자에서의 통증 조절 문제가, 또는 영양적 접근을 통해 암 발병률의 조절을 시도하는 문제일 수도 있다. 이 모든 경우에 의료인과의 협력을 통해 국민들의 암 예방 및 검진사업에 협조하도록 설득시키는 최선의 방법을 찾는 데 도움을 받아야 할 것이다.

제3부
국가 암 관리사업의 확립과 운영

1. 국가 암 관리사업의 확립

다음은 국가 암 관리사업을 확립하기 위한 4가지 기본 단계이다.

- 국가 암 문제의 중요성에 대한 평가
- 측정 가능한 암 관리목표의 설정
- 암 관리를 위한 가능한 전략 평가
- 초기 암 관리활동을 위한 우선 순위 선택

전체적인 전략을 체계화하고 수행하는 데 관여하는 사람은 질병관리와 대규모 보건사업의 경험이 있는 보건전문가, 암 전문가, 기타 보건의료 종사자이어야 한다. 궁극적으로는 국가 암 관리사업에 일반 국민도 포함시켜 이들의 문제인식이 암 정복의 주된 힘이 될 수 있음을 고취시켜야 한다. 모든 활용 가능한 인적 자원을 동원하여 국민의 수용성을 높여야 하며 다른 국가보건사업에 통합하여 효율적인 암 관리정책을 개발해야 한다.

이러한 정책을 채택하고 수행하기 위해선 정치적인 접근도 필수적이다. 보건지도자는 정치지도자, 의료인, 그리고 국민에게 국가 암 문제의 중요성과 이를 극복하는 방안에 대해 설득해야 한다. 특히, 발병률 등 암 관련 역학결과의 의미—예를 들어, 현재 폐암의 발병률은 주로 최근 수십 년간의 흡연 때문—를 함께 지적하는 것이 중요하다.

국가별로 암 문제의 심각성과 암 관리를 위한 활용가능 자원에 따라 국가마다 목적과 우선 순위가 다를 수 있다. 그러나 모든 국가에서 국가 암 관리사업을 수행하기 위해 꼭 거쳐야 할 단계가 있다. 아래에서 이 단계에 대하여 구체적으로 설명하고 있다.

암 문제의 중요성 평가

첫 단계는 국가별 암 문제의 현황에 대한 분석을 필요로 한다. 유병률 및 발생률이 높은 암에 대한 대책이 가장 높은 우선 순위를 차지해야 한다.

선진국은 과거 전염성 질환치료의 엄청난 발전에 힘입어 암 치료에도 생물학적 기전과 정교한 기술에 지나치게 집중하여 비용-효과면에서 낭비하는 경향이 있다. 생물공학의 활용보다는 오히려 그 집단의 유병률과 분포에 관한 지식이 국가 암 관리사업의 개발에 더욱 도움이 된다.

즉 암 발생에 관한 역학 자료와 원인 및 이를 피할 수 있는 방법에 관한 지식이 암 관리의 중점 및 방향 결정에 기초가 된다. 흔히 사망통계가 가장 쉽게 구할 수 있는 자료이나 가장 실용적인 자료는 실제 발생률을 파악하는 것이다. 암 발생률은 암의 발생 분포를 직접 보여주지만, 사망률은 조기진단과 치료 등 암의 진행에 영향을 받기 때문에 암의 유병률과 발생률 추이를 간접적으로만 보여준다.

이상적인 암 감시 체계는 진단 당시 의료기관에서 암 등록절차를 밟는 것이다. 국가, 지역별 인구자료(연령별, 성별, 기타 다른 요인별)가 인구집단에서의 여러 암 종류의 분석을 도와주며, 완벽한 분석은 암의 발생 및 사망률 자료를 검토함으로써 가능하다.

한편, 암의 발생률과 사망률의 통계결과가 불일치한다는 것은 암의 치료 활용도 및 효과의 변화 등 여러 요인이 있음을 의미한다.

치료효과는 사례별로 진단부터 추적 관찰함으로써 평가할 수 있으며, 생존기간은 치료효과 판단의 기초가 된다. 추적 관찰은 병원 등 기타 의료기관의 기록 및 사례보고, 사망기록 등의 각종 자료에 근거하여 시행한다. 어떤 방법을 채택하든 효과적인 암 감시체계는 지속적으로 상당한 노력이 필요하다. 다음은 '상황분석'을 위해 필수적인 5개의 통계자료이다.

- 인구동태 자료
- 암 유병률과 사망률에 관한 자료
- 다른 질병에 관한 자료
- 의료 시설과 인력에 관한 정보
- 정책 검토

인구동태 자료

일반적으로, 인구동태 자료는 현재까지의 적절한 추정과 전국 총 인구조사를 통한 자료를 현재에 추정함으로써 비교적 쉽게 얻을 수 있다. 암 관련 자료가 연령, 성, 그리고 일부 국가에서는 인종에 따라 다를 수 있기 때문에 이런 인구 특성에 관한 자료는 필수적이다.

암 관련 자료

포괄적인 상황 분석을 위해 전체 암뿐만 아니라 가장 흔한 암각각에 관한 발병률, 유병률, 사망률 자료를 갖는 것이 필수적이다.

발병률

발병률에 관한 자료 즉, 단위시간(보통 1년, 그리고 보통 10만 명당으로 표현)에 새로 발병하는 암 환자수는 자국 내 혹은 여러 상황이 비슷한 인근국가의 암 등록자료로부터 직접 얻거나 때로는 추정을 하기도 한다. 몇몇 선진국은 암 등록제를 운영하고 있으나 대부분 개발도상국은 아직까지 시행이 불가능하다.

인구집단별 암 등록제가 효과적인 국가 암 관리사업의 필요조건은 아니다. 다른 접근 방식도 있는데, 예를 들면, 잘 고안된 표본집단을 통한 암 통계가 그것이다. 중국에서는 1년에 걸쳐 전국적인 암에 관한 조사가 이루어졌고(85), 미국에서는 인구의 1/10에 해당하는 지역에서 암 등록제를 실시하고 있다(86). 물론 통계자료의 정확성은 기록된 사인과 심지어 사망 사실 자체가 정확한가에 달려 있겠지만, 사인별 통계정보가 완벽하고 정확하다면 암 치료기관의 연간 사망률과 생존 자료로 각종 암의 발병률을 추정할 수 있을 것이다.

세계 각 지역의 총 사망수로부터 모든 암 발병률을 추정하는 방법이 <부록 1>에 기술되어 있다. 그러나 대부분 개발도상국은 사망자료조차 얻을 수 없기에 총 인구수와 연령 및 성 분포를 고려한 전체 암 발병률을 추정할 수 있다. 또 다른 국가의 자료를 이용, 평균 암 발병률이 10만 명당 100~180명 정도로 가정할 수 있다. 낮은 수치는 인구의 절반 이상이 20세 미만인 국가에, 높은 수치는 인구의 1/3 이하가 20세 미만인 국가에 해당된다. 그리고각종 암의 추정 발병률은 치료기관에서의 암의 종류별 분포비율(치료기관 간에 다를 수 있음을 참작)을 전체 발병률에 적용하여 추정할 수 있다. 가능하다면 치료기관으로부터 진단 당시의 부위별 진행시기에 관한 자료도 얻어야 한다. 이러한 목적을 위해서라면 완벽한 병원단위의 암 등록이 필요하지는 않다. 왜냐면 이들은 그 기관에서 치료 효과를 평가하는 데 필요한 자료만 제공하면 되기 때문이다(86).

유병률

유병률, 즉 인구집단에서 일정 시점에서 암에 걸린 모든 사람수(완치된 것으로 여겨지는 사람은 제외)가 암 치료의 수요자가 된다. 선진국에서 암의 유병률은 예상 발병률의 약 2~3배이다. 그러나 개발도상국에서는 대부분 진단시 이미 암이 상당히 진행된 상태여서 생존율이 낮기 때문에 유병률이 추정 발병률을 넘기기는 힘들다. 따라서 유병률이 예상 발병률의 1.5배라는 가정이 별 무리는 없으리라 여겨진다. 암 관리사업이 진행되고 생존율이 상승될수록 발병률에 비해 유병률이 증가할 것이다.

사망률

사망률은 훌륭한 생명 통계체계가 존재한다면 직접적으로 얻을 수 있다. 그러므로 효과적인 사망등록체계가 암 관리의 개발과 감시를 촉진시킨다. 즉 정확한 문제 파악 및 암 관리사업의 진행정도 평가를 위해서는 사망 정보가 전국적으로 축적되어야 한다. 믿을 만한 생존 통계체계가 없다면 각종 암의 추정 발병률에 각종 암의 5년간 사망률을 곱하여 사망률을 추정할 수 있다.

발병률과 유병률의 추이 예측

암으로 인한 각종 부담과 암 관리사업의 영향 평가를 위해선 암의 발병률과 유병률의 추이를 예측하는 것이 중요하다. 장래의 정확한 암 환자수를 예측하는 데 가장 중요한 변수는 아래와 같다.

- 전체적인 인구의 추이
- 노령 인구의 증가
- 30년 전의 흡연율

미래 암 관련 부담은 암 환자의 절대치뿐 아니라 다른 사인의 추이도 함께 관여한다. 대부분 국가에서 암 사망자의 절대적인 증가는 전염성 질환(AIDS는 제외)에 의한 사망 감소와 연관되며, 더욱이 전염성 질환의 감소는 암의 증가를 앞지른다. 이러한 추이는 모든 사인 중 암 사망이 가장 많은 부분을 차지하고 있음을 의미한다.

의료에 있어서 의미

앞에서 실제적인 암 환자수와 암 사망자수를 추정하는 방법을 설명했다. 그러나 의료기관에 알려진 환자수는 더 적다. 암에 대한 인식이 낮고 의료에 대한 접근이 제한된 국가에서는 의료기관에 알려지는 사례가 실제 환자의 5~10% 정도로 극히 적다. 따라서 치료 요구도가 발병률 증가로 인한 실제요구 증가보다 더 빨리 증가할 수 있다. 즉 암에 대한 인식 증가로 암이 의심되는 사람 가운데 좀 더 많은 사람이 상담 및 치료를 위해 의료기관을 찾을 것이다.

다른 질병에 관한 자료

다른 질병에 비교하여 암의 중요성을 확립하는 것이 중요한데, 다른 질병에 관한 자료는 암에 비해 자세하지 못할 것이다. 정확한 사망률 자료가 없다면 원인별 병원 입원율 등 대리 자료를 사용해야 할 것이다.

의료시설과 인력에 관한 자료

의료시설 및 인력에 관한 자료는 관련 정부부처로부터 얻을 수 있다. 암 치료기관과 그 치료범위, 암 치료에 활용 가능한 장비 특히 코발트 기계와 근접조사(brachytherapy)를 비롯한 방사선치료와 그리고 화학요법과 통증 완화에 쓰이는 약품의 사용 가능성에 대한 정보가 필요하다. 전문가협회에서 종양학자, 방사선치료기사, 병리학자, 세포병리기사 등 보건전문인력에 대한 자료를 보충해 줄 수 있다. 또 간호사 등 일차보건요원과 관련시설에 대한 자료도 역시 필요하다. 국가 암 관리사업은 예방, 조기진단, 고식적 치료 분야에서 이러한 관심 있는 일차 보건요원의 역할이 상당한 부분을 차지할 것이다.

정책 검토

상황분석이 일단 끝나면 암 관리정책 개발단계로 넘어간다. 정책은 정부의 뚜렷한 노력에 의해 수립될 수 있는데 우선, 균형 잡힌 암 관리사업의 목적을 규정하고, 각 목표에 대한 상대적 우선순위를 정하고, 목표 달성을 위한 자원과 대책을 지적해야 하며 아래 요소들을 포함하여야 한다.

□ 현재와 앞으로 암 때문에 받게 되는 도전: 현재, 이것은 앞서 기술된 암 관련자료와 가능하다면 국가별 주요 암의 진단시 암의 진행시기에 관한 자료로 나타낼 수 있다.
□ 암 관리정책의 광범위한 목표
-암 예방

-조기진단 및 완치 가능한 암의 효과적이고 효율적인 치료
-통증 완화와 완치 불가능한 암 환자의 삶의 질 향상을 위한 방
 법의 채택, 임종 간호
□ 정책개발 원칙
□ 정책 내에서 우선 순위에 대한 명백한 언급
□ 정책 수행시 필요한 새로운 개정 프로그램
□ 정책을 완전히 수행하는데 현재 가용 자원과 향후 필요한 자원
□ 필요한 법률적 조치: 예, 흡연규제, 경구 모르핀의 사용, 활동
 별 예산확보 및 배당
□ 국가 암 관리사업의 감시와 평가의 지표
□ 국가 암 관리사업의 운영적 측면

국가 암 관리사업의 우선 순위는 지역상황과 역학적 추이에 의
해 결정되므로 가장 흔한 암이 주요대상이 된다. 지역적으로 흔한
암이 예방 가능한 것인지, 조기진단과 치료에 의해 치유 가능한
암인지 확인해야 한다. 따라서 어떤 국가에서는 흡연규제와 보건
교육이, 또 어떤 국가는 치료시설 강화 및 인적 의료자원을 개발,
경구 모르핀 사용증가 등이 국가 암 관리사업의 최우선 순위를 차
지할 수 있다.

예방 정책

앞서 지적했듯이 예방이 암 관리의 주 목적 중 하나가 되어야
한다. 그러나 암의 본질상 예방전략은 수십 년에 걸쳐 이루어야
한다. 암 관리효과를 파악하기 위해선 최소한 10여 년의 세월이

필요하기 때문이다. 국가별로 암 예방 조치는 달라지며, 채택해야 할 조치로 다음과 같은 것이 있다.

- 암의 위험에 관한 교육, 특히 흡연과 지나친 음주
- 세금 인상과 다른 조치를 통한 담배와 술 판매 제한
- 식생활 개선
- 암 관리를 위해 B형 간염 백신과 주혈흡충증의 감소 등 특정 전염병관리 활동 강조
- 산업체와 기타 장소에서 발암성 화학물질 폭로 확인과 이러한 폭로를 제한할 기준 강화

개발도상국에서 각종 암 예방조치는 높은 암 관리 효과가 있다. B형 간염백신 투여에 의한 집단 면역과 아플라톡신 관리는 간암 발병률을, 흡연규제는 폐암사망률을 감소시킨다. 이러한 활동이 없다면 다음 세기에 45~74세 인구 사망자는 수천만 명에 이를 것으로 추정된다.

국가 보건사업과의 통합

세계보건총회(World Health Assembly)가 보증하는 제7차 (1984~89년), 제8차(1990~95), 제9차(1996~2001) 세계보건기구 일반사업은 회원국들로 국가 보건계획에 암 관리 대책을 통합, 착수할 것을 재촉하고 있다. 암 관리는 포괄적인 국가계획 배경 하에서 가장 효율적으로 이루어질 수 있다. 따라서 국가 보건사업에 관여하는 책임자는 암 관리를 위한 측정 가능한 목표를 확립해

야 한다.

암 관리의 많은 측면이 이미 현대 보건 프로그램의 중요한 요소가 되고 있다. '2000년까지 인류 모두에게 건강을(Health for All by the Year 2000)'이라는 세계보건기구의 세계전략(88)이 암에도 적용되어 일차진료의 개념이 암 관리에 도입되어야 한다. 일선에서 암과 기타질환을 관리하고 있는 일차보건요원이 아래의 암에 대한 3가지 주임무를 맡도록 대비시켜야 한다.

□ 암의 예방과 초기 증상을 인지하는 법에 대한 보건교육
□ 암의 진단이 완치 가능 단계에서 가능하도록 체계적 질병탐색 및 자문능력 부여
□ 암 발병이 의심되는 사람의 진단 및 치료 기관으로 후송, 의뢰

암 치료는 대개 환자가 쉽게 접할 수 있는 병원과 전문가로부터 지역체계 내에서 가장 효율적으로 수행될 수 있다. 매우 복잡한 환자들은 그 나라에서 가장 발전된 진단 및 치료를 제공하는 암센터로 의뢰될 수 있으나 이런 센터에서 제공되는 치료가 전 인구에게 제공될 수는 없다. 암 치료 기회가 골고루 주어지기 위해서는 암 전문가가 지역적 기초 위에 조직되어 최선의 진료가 최대한의 사람들에게 미치도록 하는 것이 필요하다. 앞서 언급된 상황분석으로 전문적 치료의 가장 유용한 시점 등 암 치료 전문가가 가장 큰 공헌을 할 수 있는 방안을 알 수 있을 것이다.

마찬가지로 보건사업체계도 암의 예방, 진단, 치료를 위한 발전된 기술의 이득을 최대한의 사람들에게 효율적으로 제공해야 한다. 다른 보건관련 활동과의 효율적인 연계로 공정성을 확보하기 위해 이 체계는 전국적이어야 한다. 이는 그 국가의 당면한 암 문제에

대한 이해와 그 이해를 바탕으로 암 환자에 대해 접근하는 의료인에 의해 이루어져야 한다. 그러므로, 보건의료인과 일반대중에 대한 지속적 교육이 최고의 효율과 효과를 유지하는 데 필수적이다.

암 관리에 있어 타 분야와의 협력

암은 생물학적인 요인뿐 아니라 사회환경요인도 관련되므로, 이의 관리에는 경제, 교육, 정치 등 포괄적인 사회적 접근이 필요하다. 즉 암 관리자는 질병 전문가만으로는 충분치 않다. 왜냐하면 이들은 농업, 상업, 통신, 교육, 산업, 사법 당국과도 함께 일해야 하기 때문이다.

그 예로 암을 예방하기 위한 흡연 억제의 필요성을 들 수 있다. 흡연은 개인적 의존성이 중요한 역할을 하지만 또한 강한 사회·경제적 압력도 흡연 유도에 영향을 미친다. 따라서 흡연억제를 위해서는 일반 대중뿐 아니라 국제적 기구, 정부, 담배 및 관련 산업, 대중매체, 담배재배농 및 판매상, 보건전문가 등과의 접촉이 필요하다. 또 하나의 예는 고식적 치료를 위해 경구 모르핀의 사용제한기준을 완화하는 것인데 이를 위해서는 암 전문가뿐만 아니라 약품관리자와 입법자의 협조가 필요하다. 효율적 사업이 되기 위해서는 부문간 협력이 필수적이다. 일반대중은 암 예방 식이요법과 심혈관질환 예방 식이요법을 따라갈 수 없다. 성병, 자궁경부암, AIDS를 예방하기 위한 성생활 원칙도 마찬가지다. 그러므로 일반대중이 따를 수 있는 방법을 개발하기 위해서는 모든 사회적 요소들에 대한 분석이 필요하다. 만성질환 관리단체와 연계를 이루는 것도 매우 중요하다. 왜냐하면 암 관리를 국가보건사업의 한 요소로 통합하여 건강뿐 아니라 고용, 생산성, 경제를 포함한 기초적이고 장기적인 사회관심사에 도움이 되기 때문이다.

측정가능한 암 관리목표의 설정

명확한 목적, 목표의 설정이 어떠한 질병 관리 전략에서도 필수적이다. 국가 암 관리사업의 궁극적 목적은 암의 발병률과 사망률을 감소시키고 암 환자의 삶의 질을 증진시키는 것으로, 국가 암 관리사업의 일반적 목표(goal)는 다음과 같이 요약할 수 있다.

- 암 발생의 예방
- 암의 조기 진단
- 완치적 치료 제공
- 고통으로부터의 해방
- 모든 사회 구성원에 혜택

국가별 구제적 목표(objective) 설정에는 암 문제의 본질과 범위, 활용 가능한 자원 등을 고려해야 한다(7, 11). 이 목표를 달성하기 위한 전략에는 국가 암 관리사업을 수행하기 위해 할 수 있고 또 이루어질 명확하고 현실적인 계획이 세워져야 한다. 사업의 각 구성요소에 대한 확실한 정의와 이의 도입을 위한 일정표 또한 필수적이다. 암 관리의 구체적 목표는 일반적인 보건관리 목표와 일치해야 하며 다음과 같은 방침에 따라 조직적으로 세워야 한다.

- 전 인구를 위해 제한된 자원의 적절한 사용

□ 조기 발견 및 검진
□ 암 치료에 대한 동등한 기회 제공
□ 증상 조절 및 향상

구체적 목표는 궁극적 목적보다 더 구체적이며 상세한 상황분석이 필요하다. 전 세계적으로 동일하게 적용할 수 있는 목표를 말하기란 불가능하며, 각 국가마다 나름대로 상황에 맞게 결정해야 한다. 여기서 시도하고자 하는 것은 관련 목표설정에 대한 안내정도일 뿐이다. '2000년까지 모든 사람에게 건강을(88)'의 연장선상에서 모든 국가는 다음 사항을 달성해야 한다.

(1) 암이 어떻게 국민에게 영향을 주며, 특히 어떤 질병이 어떤 집단에 영향을 주는지에 대한 명확한 묘사 그리고 과학적 지식의 한도 내에서 국가 암 상황에 관여하는 요인과 앞으로 암 발병률의 추이에 대해 파악하고 있어야 한다. 대부분 국가에서 인구증가 및 고령화, 발암원의 변화 및 조기진단사업 도입 등으로 암 환자수가 증가할 것이다. 발병률 증가와 생존기간 연장에 따라 유병률도 함께 증가할 것으로 보인다.

(2) 암 관리에 있어 일차보건요원, 보건당국자, 의료전문가의 역할에 대한 이해는 물론, 보건의료인 모두에게 최초 훈련 및 계속적 교육 프로그램 과정이 제공되어야 한다.

(3) 일반인들이 암 발생 위험을 최소화하고 이에 대응하기 위해 사회상황을 고려하여 암의 본질은 물론, 개인과 사회 전체가 할 수 있는 것을 가르치는 대중 보건교육 전략이 필요하다.

(4) 국가 보건사업 하에 개발되어 일정기간 암 사망률을 감소시킬 수 있는 측정 가능한 목표를 세워야 한다. 이를 위해 예방, 검진, 치료, 통증완화 등 포괄적 암 관리대책과 활용 가능한

자원(잠재자원 포함)에 대한 세심한 분석이 필요하며, 다른 보건활동과 조화를 이루어야 한다. 예를 들면, 흡연과 식사 관련 조치는 심혈관질환 관리 프로그램과 함께 계획해야 한다.

(5) 암 관리에 필요한 광범위한 사회적 행동에 대한 정치적 의견 일치, 특히 금연. 이를 위해 의견 일치의 가능성에 대한 세심한 분석과 암 관리에 대한 대중의 관심을 개발하고 동원하기 위한 국가 및 세계 보건당국의 활발한 지도력이 필요할 것이다.

(6) 국가 암 관리사업에 대한 법적 지원 및 예산확보를 위해 암 관리에 있어 우선 순위를 보장받도록 하는 것이 필요할 것이다.

(7) 암 관리 계획의 수행 활동을 감시하는 체계, 즉 예방, 검진, 치료, 통증 완화 및 기존의 보건관리 관련 정보를 포함할 수 있는 체계를 구성 및 확장하는 것이 필요할 것이다.

(8) 국가별로 다음 사항에 대한 향후 국가적 계획에 대해 국제사회에 보고할 필요가 있다.

<표 16> 기존의 국가 암 관리사업에 있어 구체적 목표의 예

목표	전략	진전도 측정 기준
예방 가능한 암의 1/3 예방	1. 담배 2. 식이 3. 술그림 4. 직업/환경 5. B형 간염 예방접종 6. 일광 조사	그림 2 참조 그림 3 참조 그림 4 참조 그림 5 참조 그림 6 참조 그림 7 참조
조기진단과 치료 가능한 암 의뢰	1. 자궁경부 2. 유방 3. 구강	그림 8과 10 참조 그림 11 그림 9 참조
완치가능 암의 완치	1. 치료 방침 설정	그림 12 참조
완치 불가능 환자에 대한 최대한의 증상완화 제공	1. 경구 모르핀의 사용 보장 2. 보건전문가 훈련	그림 13 참조
전 인구를 위한 자원의 최적 사용	1. 최소비용·최대효과 전략에 우선 순위를 둠	부록 4 참조

- 금연과 폐암 발생률 감소
- 건강한 삶을 위한 각종 식이요법
- 간암발생 위험지역에서 간암 발병률 감소
- 자궁경부암 사망률 감소
- 유방암 사망률 감소
- 암 통증 조절
- 그외 국가 암 관리사업

암 관리전략 평가

여러 관점에서 활동 가능성에 대해 다음 사항을 중심으로 광범위한 고려를 하는 것이 중요하다.

- 암 문제의 중요도 및 그 정도—가장 흔한 10개 암을 중심으로
- 조직화 수준—일차진료 혹은 병원
- 중재 단계—예방, 조기진단, 치료, 고식적 치료
- 자원, 생산성 등 경제활동에 관한 대중의 일반적 관심
- 관리 활동—정보 체계
- 정치적 관심

이런 다양한 관점 사이의 관계는 종·횡적 구조 속에서 두드러질 수 있으며 그런 구조 속에서 초기 암 관리 활동의 실현가능한 우선 순위를 확인, 이들을 중요성에 따라 나열한다. 새로운 중재 방법이 암의 예방, 조기진단 및 치료에서 고려되어야 할 것이다. 이때 그 효과를 보장받을 수 있도록 이를 세밀히 평가하는 과정을

거쳐야 한다.

초기 암 관리사업의 우선 순위 선정

선진국이나 개발도상국 모두에서 암 관리자원(예산, 인력, 시설)은 그리 충분치 않다. 따라서 자원을 최대한 효과적으로 사용하는 것이 필수적이며, 보건당국은 적절한 우선 순위를 세워야 한다.

가능한 활동 범위가 확인되면 비용과 효과의 측정법이 정의되어야 하며 아래의 조치가 각각의 활동별로 수행되어야 한다.

□ 당면한 목표 확인
□ 발병률과 사망률의 감소 측면에서 그 효과 추정
□ 필요한 자원 추정
□ 활동의 비용 추정

이러한 과정을 촉진시키기 위해 수 많은 모형이 개발되어(17, 89)왔으나 각 모형의 타당성은 정의된 가정과 그 모형에 포함된 자료의 타당성에 전적으로 달려 있다. 모형에는 역학자료, 연구결과, 우선 순위 결정시 비용-효과분석 원칙에 대한 전문가 판단 등이 포함되어 있다. 이러한 모형의 사용으로 인구 집단에서 일정기간 여러 암 관리 활동효과의 추정 및 우선 순위 결정을 가능케 한다.

예를 들어, 칠레에서 1986~95년까지 이런 방법을 적용, 자궁경부암 검진을 35세부터 시작할 경우 평균비용(10년 동안의 선별 후 1명의 사망을 감소시키는 비용으로 측정)이 840달러로, 20세에 시작할 경우 드는 비용인 2,193달러에 훨씬 못 미친다(17). 그러나 두 방법 모두 위암검진이나 유방암의 화학요법보다 비용-효과 면에서 훨씬 더 효율적이다.

. 암 관리는 기존 지식을 적용하는 데 의존하므로 연구 프로그램이나 타 지역의 암 관리사업에서 나온 자료에 의해 그 유효성이 입증되지 않은 어떠한 활동도 해서는 안된다. 이러한 사업들은 활동 비용에 관한 자료는 제공해 주지만, 다른 국가에 적용되기 위해서는 서로 다른 임금 수준에 대한 수정이 필요하기 때문이다.

일단 비용추정이 이루어진 다음에는 모든 활동의 유효성과 비용을 비교하여 현재 그리고 제안된 새로운 활동에 대한 우선 순위를 합리적으로 결정한다. 두 집단, 즉 추가자원의 필요 없이 시작 혹은 증진할 수 있는 활동과 추가자원(인력, 기술, 약물 등)을 필요로 하는 활동으로 분야를 나누는 것이 유용하다. 상대적으로 비생산적인 활동을 중단하면서 추가자원(인적, 재정적)이 유입됨에 따라 기존 활동도 우선 순위 결정에 참여시키는 것이 중요하다.

암 관리를 위한 정치적 의지

자원이 제한된 국가에서도 암 정책에 북미, 호주, 유럽, 일본 등 선진국의 첨단 기술을 적용하려는 경향이 있다. 그러나 첨단 기술을 이용한 암치료 시설을 건립하여 운영하게 되면 극히 일부 인구에게만 도움이 될 뿐, 대부분의 암 환자들은 첨단 기술의 혜택을 받지 못하게 될 뿐 아니라 다른 방법으로 얻을 수 있는 혜택의 기회마저 잃게 된다.

따라서 첨단치료의 극적 효과를 지나치게 부각시키는 것을 억제하기 위한 광범한 정치적 노력이 필요하다. 선진기술은 발전정도에 따라 활용이 가능해지겠지만, 검사 대상자들을 비용 때문에 치료뿐 아니라 예방과 조기진단의 포괄적 접근에서 벗어나게 해서는 안된다. 건강은 국가 개발의 여러 요소에 영향을 주고 또 영향을 받기 때문에 암 관리는 국가보건계획의 한 부분으로 통합되어야 하며, 암은 정부의 각별한 관심을 필요로 한다.

2. 국가 암 관리사업의 수행

국가별로 현재 암의 상황을 평가하는 과정은 정부의 보건 관련 부처에서 시작되어, 그 나라의 여러 암 관리단체 중 가장 활동적인 비정부단체와 함께 수행되어야 한다. 국가 암 관리사업의 목적은 암의 위험 및 부담을 최소화하기 위한 국가적 노력이 집대성된 것으로, 국가 암 정복 프로그램의 확립을 위한 전략적 개념은 다음과 같다.

□ 관할하는 암의 범위 결정
□ 암에 대한 치료 범위와 질에 대한 목표 결정
□ 관할권 안에서 프로그램 개발 주도
□ 국가 암관리계획 확립시 사회·정치·과학적 개념이 포함되어야 함을 인식
□ 기타 보건체계와 협력

국가 암 관리사업의 입안시 고려할 사항은 다음과 같다.

□ 정부로부터 공적 위임
□ 운영 능력이 높게 평가되는 식견 있는 지도자
□ 국가 암 관리계획 지도자가 의장이 되며 정부/비정부조직, 암 전문가, 일반대중 대표가 참가하는 국가 암 관리계획을 위한 국가적 위원회 설립
□ 국가 암 관리사업을 위한 자금조달: 자금은 정부/비정부조직

으로부터 제공되어져야 하며, 필요하다면 특별 자금조성

□ 비생산적인 영역으로부터 성공 가능성이 높은 영역으로 자금의 재분배가 이루어져야 하며, 이는 위원회의 동의를 받아야 함

□ 일차예방을 증가시키기 위해 다른 보건관련 단체와 협동

□ 일차건강 관련종사자와 협동

□ 암 관리를 위해서는 각종 대중보건 교육을 통해 대중들을 적극적으로 참여시켜야 함

□ 각 나라의 특수 문제를 취급하기 위한 전문교육, 훈련 프로그램, 인적자원 확보

국가 암 관리계획의 확립

다음의 단계들이 고려되어야 한다.

□ 국가 암 관리사업을 워크샵과 함께 착수

□ 의사 소통 방법 개발

□ 지도자 선발

□ 기존의 보건 관리체계 고려

□ 비정부조직과 협력

□ 사회 참여도 향상

□ 국가 암 관리계획의 초안 작성

□ 국가적 회담 조직

□ 법률 개정

□ 국가 암 관리계획 수행을 위한 자금 조성

□ 암 정복에 있어서 기존 조직의 역할 재조명

□ 기존의 암 관리체계 파악
□ 암 정복을 위한 예산안 입안

국가 암 관리사업을 워크숍으로 시작

암 정복에 관심을 가진 모든 조직들이 참여하는 3~4일 정도의 워크숍을 국가 암 관리사업 발족을 위해 열어야 한다. 이때, 다루어야 할 주제들은 <부록 2>에 실려 있다. 참가자들은 그들의 경험을 토대로 주어진 다양한 주제에 대한 연구논문을 발표하며, 세계보건기구는 참가자 및 자문위원으로 워크숍의 상담역이 되어줘야 한다. 한편, 워크숍에서는 다음 과제를 제기해야만 한다.

□ 다른 질병과 연관하여 현재와 앞으로의 암의 중요성
□ 국가별 주요 10가지 암
□ 유해한 직업, 환경에 대한 노출현황 및 유해한 생활 습관
□ 암 정복에 사용가능한 예산
□ 현재 암 관리활동

워크숍은 암정복에 대한 국가적 필요성을 다시 인식해야 하며, 이러한 필요성에 적합한 지도안을 제시해야 한다. 재정 및 활동상태를 파악, 현재 진행사업에 우선 순위를 주어서, 앞으로 국가 암 관리사업에 대한 기초를 다져야 한다.

각 분야간 의사소통 방법 개발

여러 암 관련단체 및 분야의 대표로 구성된 암 정복자문위원회가 설립되어야 한다. 이들은 각 방면의 암 정복 책임자여야 하며, 정부단체(보건복지부, 교육부, 노동부, 농수산부, 경제기획부 등), 비정부단체(암 전문가, 금연운동가, 환경운동 및 노동단체 등) 대표도 포함되어야 한다.

자문위원회에 실행간부가 반드시 있어야 하며, 이들은 위원회의 도움을 얻어 다음 사항을 염두하고 의사소통 방법을 개발해야 한다.

□ 누구에게 교육할 것인가?
□ 어떻게 의사소통을 할 것인가?
□ 가장 경제적으로 의사소통을 할 수 있는 방법은 무엇인가?
□ 소식지의 발간 필요성이 있는가?
□ 암 정복에 대한 보고서를 작성해야 하는가?
□ 연례보고서가 큰 영향을 미칠 수 있는 방법은 무엇인가?

지도자 선발

강한 지도력은 국가 암 관리사업 확립의 초기 단계에 아주 중요하다. 지도자에게 필요한 자질은 다음과 같다.

□ 카리스마적 자질
□ 신뢰성
□ 중립성

□ 독립성

□ 정치적 인식

□ 관리의 효율성

□ 자금을 모을 수 있는 능력

□ 대화기술

□ 보건 관리체계의 이해

이 모든 능력을 한 사람에게서만 충족할 수 없으므로, 지도자를 여러 명 두는 것이 합리적이다. 암 관리 프로그램을 제대로 이끌어 갈 수 있는 의사, 경영 경험자, 관련 정부 및 비정부대표자 등으로 지도그룹을 구성하는 것이 바람직할 것이다. 그리고 지도자는 책임자들이어야 하지만, 꼭 기존의 암 관련 협회원일 필요는 없다. 한편, 국가 암 관리사업 조정자는 관련 정부부처에서 추천되었거나 또는 정부부처 소속 공무원으로 보건학과 종양학을 수련받았으며, 이해 집단간의 효율적 업무수행을 할 수 있는 사람이면 적당할 것이다.

기존 보건관리체계 고려

국가 암 관리사업은 병원, 일차진료, 보건소 단계에서 기존의 보건관리체계에 편입되어, 협력관계를 이뤄야 한다. 그러나 그 과정은 결코 위의 어느 한 단계에서 단독으로 실행되어서는 안되며, 여러 단계에서 함께 실행되어야 한다. 그래서 B형 간염바이러스 백신 접종사업 등 1차 예방은 주로 보건소에서, 암의 조기진단 및 검색은 상기의 세 단계를 모두 포함해야 한다.

일차 진료센터는 보건교육과 조기진단의 중심 역할을 하며, 의료인, 사회사업가 등이 활동의 주체와 각 단계의 연결자가 된다.

비정부조직과 협력

비정부조직들은 암 정복사업에서 정부가 경제·정치적 제약으로 하지 못하는 역할을 수행할 수 있다. 그러므로 국가 암 관리사업의 실행 초기에 비정부조직과 협력을 다지는 것이 중요하다.

정부는 의료종사자와 의료서비스 제공에 책임을 지며, 비정부조직은 금연 캠페인과 같은 공공 보건교육, 조기진단의 활성화 등 환자치료에 대한 보조적 활동을 맡아야 한다.

사회 참여도 향상

사회전체가 암 정복 운동의 능동적 주체가 되도록 고무되어야 한다. 이를 위해서는 관련 정부부처에 의해 대중홍보 및 교육이 실시되어야 하며, 비정부조직은 프로그램의 실행을 도와야 한다. 국가 암 관리사업에서 제공하는 소식은 암 관련 현 상황과 앞으로의 발전 상황에 관한 것들이어야 한다.

국가 암 관리사업의 초안 작성

초기활동이 끝나면, 국가 암 관리계획은 그 체계를 확고히 해야

하며, 각 국가의 필요성에 맞추어져야 한다. 국가 암 관리사업의
내용은 다음 사항을 기초로 작성한다.

□ 암의 현황에 대한 현실적 평가
□ 사용 가능한 자금
□ 각 국가가 긴급하게 필요한 사업의 순서
□ 암 정복사업에 사용 가능한 전략들
□ 목표와 그 목표의 성취 시기

암 정복사업에 대해 정부 및 비정부조직이 서로 의견을 제시할
수 있는 토론의 장을 마련하는 것이 암 정복계획을 수립하는 데에
도움을 줄 수 있을 것이다.

전 국가적 회담 조직

정부와 비정부조직은 물론, 모든 관련 조직체들로 구성된 국가
적 토론회는 국가 암 관리사업의 채택에 도움을 줄 것이다. 토론
회는 국가 암 관리사업의 근본이 되는 원칙들의 이해를 도모시키
는 등 건설적인 기여를 하여야 한다. <부록 3>에 토론회 프로그
램의 사례를 제시해 놓았다.

법률 개정

법률 개정은 상황에 따라 실행되는데 가령 국가 암 관리사업을

운영하는 위원에게 법적 권위를 주기 위해서라든지, 조기진단 비용을 국가가 일부 맡는 것 등을 포함한다.

국가 암 관리사업 수행을 위한 자금 조성

국가 암 관리사업에서 우선 순위 대상자가 정해지면, 기존에 있거나 새로운 '자원'으로 계획을 시행해야 한다. 여기서 '자원'이란 자금 이상의 의미로 다음과 같은 것이 포함된다.

□ 보건관리단체와 의료인
□ 대중건강을 위해 존재하는 기존의 조직들
□ 일차 진료를 맡고 있는 의료 체계들
□ 간호업무와 같은 다른 서비스 체계와 조직들
□ 법령과 정책들

국가 암 관리를 위해 기존 조직의 역할 재검토

기존 조직들은 가능하면 모두 암 관리사업에 동원되어야 한다. 대부분 나라들은 이미 암 치료전문의 암 센터를 가지고 있는데, 이러한 기존 조직들이 암의 1·2차 예방사업에 앞장서며, 암 정복에 있어 정보교류, 인적자원의 개발에서 지도적 위치에 있어야 한다. 또 그들은 지역적으로 흔한 암의 치료에 있어 모범적 치료법 개발을 하는 등 암 정복사업 활동이 활발해져야 한다. 이러한 활동은 <표 14>와 같이 표로 작성하여 평가하면 도움이 될 것이다.

<표 14>. 기존 조직들의 암 정복사업에 대한 역할 평가표

	일차 예방	선별법과 조기진단	치료	고식적 치료
국 가				
각 지역과 지역의 암 센터				
지역 병원				
일차 진료 보건의료팀				
비정부 조직				

기존의 암 관리체계 파악

프로그램이란 같은 목적을 가진 일련의 활동들로, 이러한 활동을 통해 지식이 축적, 증진된다. 일단 국가 암 관리사업에 활동의 우선 순위가 정해지면, 새로운 체계의 개발 또는 기존 체계가 강화된다. 다음은 암 관리계획에 꼭 포함되어야 할 요소이다.

□ 실측 가능한 목표
□ 예산안
□ 책임 있는 관리자
□ 지침 및 표준안

한편, 암 관리체계의 예는 다음과 같다.

□ 조직화된 자궁경부암 집단검진 사업
□ 간염 예방 백신 접종 사업
□ 치료의 표준지침 개발(예를 들면 특수종양에서 방사선 치료, 약물 치료에 대한 안내 지침)

새로운 암 관리체계 개발 및 기존체계 강화시 여러 '자원'을 새로이 동원해야 하는데 다음이 그 '자원'의 예에 속한다.

□ 학교 보건교육 프로그램
□ 성인대상 교양교육 프로그램
□ 전문가 교육 프로그램
□ 일차진료의 시행
□ 질적 평가 척도(예를 들면 방사선학이나 병리학 분야)

심혈관질환, 성병, AIDS의 예방, 식이요법 등은 암의 1차 예방계획과 연계성을 가지고 실행될 수 있다. 실제로 B형 간염 및 주혈흡충증 위험지역에서는 이러한 질병의 예방사업과 암 예방사업이 연계되어 함께 시행되고 있다.

국가 암 관리를 위한 예산안 입안

국가 암 관리사업에 대한 예산안을 세울 때 암 정복사업의 각 방면에 현재 모든 예산안을 확인하고 시작하는 것이 중요하다. 암 정복사업에 이미 활동적인 단체들은 그들의 예산안 변경에 매우 민감할 수도 있다. 그러므로 향후 예산 재분배가 일어날 수 있다는 사실을 이해시켜서 국가 암 관리사업이 결국 공동의 목적임을 인식시킨다. 정확한 예산안에 대한 정보를 얻을 수 없을지라도 다음 분야를 중심으로 현재 예산 정도를 아는 것이 필요하다.

□ 일차 예방

ㅁ 조기 진단과 집단 검진 사업
ㅁ 치료(수술/방사선 치료/항암 치료)
ㅁ 고식적 치료

3. 국가 암 관리사업의 실행과 유지

국가 암 관리사업이 세워진 후에는 각 요소별로 필요하다면 수정작업을 하는 것이 중요하다. 훌륭한 경영도 국가 암 관리사업의 일부분으로, 전임관리자 및 조정자가 각 과정평가를 위한 표준화를 마련하여 주기적으로 평가, 수정과정을 거쳐야 한다(<부록 4> 참조).

국가 암 관리사업의 기능

국가 암 관리사업의 기능은 다음과 같다.

- 국가 암 관리정책 수행을 위한 입법 행위
- 자금 출자 영역의 우선권 선정
- 대중대상의 금연운동, 간염 예방접종, 집단검진사업 등에서 체계적이고 협동적인 활동 확산
- 의료서비스, 건강 향상, 암 관리체계 향상, 암 전문 의료인력 훈련 및 배출 등에 대한 전략 개발과 앞으로의 경향 예측
- 관할 구역에서 암 정복사업 시행 및 기존 사업의 보조와 지원
- 해당 지역의 암 정복사업에 기여하는 모든 부서와 협력

국가 암 관리사업의 주요 활동

다음은 국가 암 관리사업에 필요한 관리 활동의 주요 내용이다.

□ 기금모집
□ 대중교육 및 대중의 참여
□ 암 전문 의료인 교육 및 양성
□ 정보 전달 체계
□ 의료서비스 수행
□ 암 치료의 질적 향상 및 유지
□ 연구활동
□ 암 관련정책의 개발 및 평가

국가 암 관리위원회의 조정관

국가 암 관리사업의 수행책임은 조정관이 지게 되며, 조정관은 다음 사항에 유념해야 한다.

□ 기금의 조성
□ 국가 암 관리사업의 가치와 풍토를 창조 및 유지·개발
□ 대중들에게 국가 암 관리사업을 소개하는 것
□ 다양한 암 정복사업의 책임자들에게 지지를 보내고 도와주는 것
□ 최대효과를 얻기 위해 효율적인 활동을 수행할 것
□ 국가 암 관리사업의 주기적 점검과 질 향상을 위해 노력하기

국가 암 관리위원회 조정관 또는 지도자로 선출된 사람은 정치적 영향력, 독립성, 관련된 지식과 경험을 가지고 있어야 하며, 반드시 책임감이 강해야 한다. 그는 이상적으로는 대중과의 관계 형성, 합의 창출, 정보 전달 체계와 평가 수단에 모두 능숙해야 한다.

국가 암 관리사업 이사회

국가 암 관리사업 내의 다양한 활동 책임자들은 하나의 팀으로 그룹 운영자의 지도 아래 활동해야 한다. 이사회는 책임자들의 수행사항 등 다음 내용이 포함된 규정을 만들어야 한다.

- 위임받은 일의 시행
- 각각 부여된 의무
- 국가 암 관리계획의 회원자격 정의
- 모임의 횟수
- 활동, 결정사항 및 정보에 대한 권고안을 담은 보고서가 이사회에 제출될 것이다

기금 조성

국가 암 관리계획을 설립한 것은 국가의 보건관리프로그램에서 암 정복사업에 보다 많은 우선권과 자금의 배려를 목표로 하는 것이므로 암 관리계획에 대한 예산이 많이 늘어나야 하는 것은 당연하다. 게다가 암 정복사업의 효율성을 위해서는 외국자금의 투입

도 가능하게 해줄 것이다. 기금조성이야말로 국가 암 관리사업 조정관과 운영진이 책임지고 해야 할 중요한 일이다.

국가 암 관리사업의 주체성 창출

국가 암 관리사업이 명확한 주체성을 창출하는 일은 이 사업의 비관련자들이 이 사업의 중요성을 인식하게 하는 데 중요하다. 이는 각 사업이 항상 스타일과 질적 수준을 일정하게 유지되도록 노력함으로써 가능하다. 또한 국가 암 관리사업으로부터의 모든 보고서는 그 출처가 명확하게 인식될 수 있도록 해야 되는데 간단한 로고가 보고서의 앞장에 나타나게 하는 것으로 충분할 수 있다. 또한 각각 보고서 내용이 '정책 보고서,' '정책 보고서 초안,' '회의록' 등으로 그 내용이 쉽게 파악되는 것이 좋을 것이며, 받아 보는 사람도 명확하게 표시되어 있어야 한다.

국가 암 관리사업의 평가

<부록 4>는 평가에 사용되는 과정과 척도를 요약하였다. 정치적 목적 때문에 프로그램의 장기 목표의 달성에 필요한 시간들이 비현실적으로 짧게 책정되는 경우가 있다. 1960년대에 이미 흡연이 폐암의 중요한 원인이라는 것을 인식하고 있었지만, 실제로 이에 대한 대책(금연 운동 등)이 폐암에 의한 사망률의 저하에 영향을 끼치기 시작한 것은 1980년대 말이다. 마찬가지로 대중들이 집단 검진 사업에 적극적으로 호응을 하여도 특정 암의 사망률의 저

하가 일어나는 데는 적어도 10년이 걸린다. 그러므로 사업의 초기 5년 정도는 국가 암 관리사업이 제 자리를 차지하고 있는지에 대한 평가에 주력해야 하고 10년 또는 그 이후에 사업의 실제 결과를 측정하는 것이 바람직하다.

국가 암 관리사업을 각 요소별로, 예를 들면, 금연 사업, 고식적 치료 등 각 분야별로 평가하는 것도 중요하지만 전체적으로 평가하는 것도 중요하다. 초기단계에서 국가 암 관리사업의 전반적 평가를 하는 데 있어 유용한 평가기준은 다음과 같다.

- 보건사회부와 국가 암 관리사업에 동참하는 중요한 비정부조직들의 승인, 이와 아울러 이들로부터의 정치적, 경제적 위임
- 국가 암 관리사업을 지탱해 나가는데 필요한 예산안의 정도
- 계획의 실행에 있어 그 정도를 평가할 수 있는 평가 수단의 존재
- 국가 암 관리계획에 배정된 인적 물적 자원을 효율적으로 이용할 수 있는 조정관 임명
- 다음 주제를 다루고 있는 문서화된 프로그램
  - 일차 예방
  - 조기진단과 치료
  - 고식적 치료
  - 전 국민 대상으로 확대
  - 다양한 전략들의 비용과 효율성의 비교 방법
  - 국가 암 관리사업의 각 요소들을 점검하고 평가하는 특별 연구

4. 국가 암 관리사업의 점검과 평가

계속적인 평가가 국가 암 관리사업의 성공에 필수적 요인으로, 과정평가와 사업후기의 목표 달성에 대한 평가를 해야 한다. 이러한 평가 수단들은 <그림 2~13>과 <부록 4>에 요약되어 있다. 평가를 돕는 운영 과정은 반복 학습개념으로 설명되며, <그림 15>에 정리되어 있다. 프로그램을 수립할 때부터 그 프로그램의 평가 및 자료수집에 대해서도 정해져야 한다.

<그림 15> 프로그램 관리과정에서의 재학습 과정

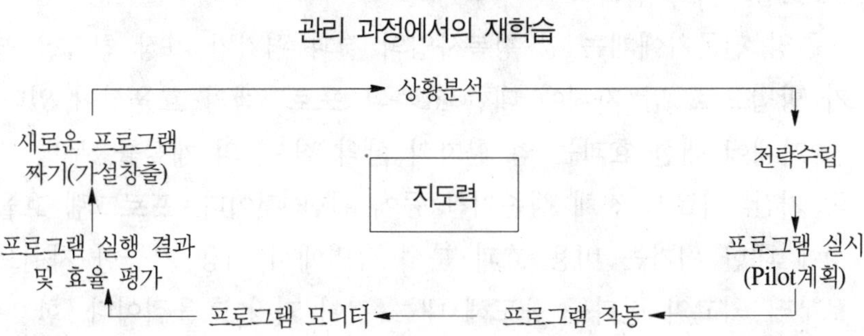

기존 상황에 대한 복합적 분석은 국가 암 관리사업 초기 단계에서 고려되어야 하며, 국민들이 가장 관심을 가진 문제들이 우선 과제이다. 흔히 프로그램 내용이 진정한 필요성보다 이상적이고 이론적인 면에 토대를 두는 경우가 있으나 비현실적인 목표는 지속되기가 힘들어 실패하기 쉽다. 제안된 프로그램을 검정하는 가장 효율적 방법인 시범사업(Pilot project)을 시행하여 어떠한 약

점도 초기에 교정하여 기존 보건사업에 악영향을 주거나 자금을 낭비하는 것을 피해야 한다.

평가방법은 국가 암 관리사업의 효율성 측면에서 아주 중요한데 업무 및 자금정보는 컴퓨터를 이용하여 계속적으로 평가, 분석하여 수정과정을 거친다. 이는 계획의 각 분야를 확실시 해줄 뿐 아니라 정부부처 및 그 외 기금조성기관에서 필요한 정보회전을 효과적으로 해 준다. 예를 들어 어떤 암의 특정 진행시기에 있는 환자들에게 향후 제공해야 할 치료비, 입원 및 외래방문 횟수, 치료 내용 등을 알 수 있다면 향후 예산안 책정과 치료에 필요한 인력에 관한 중요한 정보가 될 것이다.

프로그램이 개발되고 변화할 때마다 필요한 경영 및 지도력도 바뀐다. 그러므로 평가에는 국가 암 관리사업의 경영 및 지도능력도 포함되어야 한다.

종양 전문가에게는 암 정복사업의 결과 평가가 가장 친숙한 평가 방법으로, 암 자체에 대한 효과와 프로그램의 효율성이 있다. 암 자체에 대한 효과는 암 환자의 삶의 질, 암의 재발률, 무병 생존 기간, 치료시 전체 생존기간 등에 관한 것이다. 프로그램 효율성에 대한 평가는 비용-효과 분석 측면에서 이용 가능한 자원으로부터 최고의 결과를 유도해 내는 것이 가장 효율적이다. 한 나라의 암 정복사업에 있어 확실한 효과를 가지는 프로그램일지라도 필요한 자금이 비현실적으로 많을 때는 아무 소용이 없게 된다.

암의 현재 유병률, 진단 당시 진행시기, 암으로 인한 결과 등에 대해 믿을 만한 기본 자료가 있다면 프로그램 실행결과만 있어도 평가 척도가 나올 수가 있다. 그러므로 자료수집 체계가 신속히 개발되어야 한다. 그래야만 인구 전반에 걸친 암 등록사업이 가치 있는 자료를 제공할 수 있고, 역학연구에 계속적 자료를 제공할 수 있다. 암스트롱(90)은 암 정복사업에 관련하여 암 등록사업의 6가지 중요한 기능을 제시하였다.

- 타당한 자료 제시를 통해 역학 연구에 직접·능동적 참여
- 암 관리사업 평가에 직접적 참여
- 암 관리사업 기획에 있어 주기적 상황 분석 및 미래 전망을 가능케 함
- 암 관리사업의 수행에 필요한 자원 개발
- 암 관리사업의 일부분으로 활동을 시작
- 국가 암 관리사업 수행 감독과 모든 역학적 접근에 책임을 짐

예방

흡연과 암 발생률과의 상관관계 조사는 남/여, 젊은이/노인, 부유층/빈민층 등에서 연구대상을 잘 선택해야 하며, 연구결과가 의미를 가지도록 연구 대상수도 충분해야 한다.

B형 간염 예방접종도 향후 항체 생산능력에 대해 충분히 조사한 후 시행되어야 한다. 즉 연구 대상에 대해 어떤 중재효과를 면밀히 검증한 후 전략을 짜야 한다. 식생활 관련 및 발암물질 폭로 위험자에 대한 연구조사도 흡연처럼 이루어져야 한다.

암의 조기진단

자궁경부암, 유방암, 구강암이 진단되는 시기의 변화 등은 암 치

료센터에서 평가되어야 하며, 집단검진시 대상자에는 반드시 발생률이 높은 연령층, 농어촌 지역, 빈민층이 포함되어 있어야 한다. 그리고 검진시 이상소견을 보였던 사람들 모두에게 적절한 정밀검사와 치료가 이루어져야 하며, 검진 인력과 물적 자원은 계속 평가되어야 한다. 향후 점차 증가할 집단 검진사업과 그 대상 인구를 생각할 때 인력 확보와 교육과정 개발은 필수적이다.

치료

다음 과정 및 결과에 대한 평가가 이루어져야 한다.

- 각 부위의 암에 대한 국가적 표준 치료의 정립
- 세계보건기구에서 인정한 필수적인 약제가 각 지역에서 사용 가능한지를 확인
- 치료 방사선학자, 내과 종양전문가, 치료 방사선기술자 등의 전문가 교육
- 완치적 치료를 받고 있는 암 환자의 비율
- 1년 생존율의 향상(조기 진단과 치료가 적절할수록 향상)
- 5년 생존율의 향상

고식적 치료

다음의 과정 및 결과에 대한 평가가 이루어져야 한다.

□ 국가정책 확립
□ 모르핀 등 약물 사용의 용이성
□ 의료 전문가 훈련
□ 복합적 암 센터에서의 효율적인 고식적 치료
□ 각 지역 병원에서의 효율적인 고식적 치료
□ 사회까지 확장된 범위에서의 치료(예, 가정 치료)

참고문헌

1. Parkin, D. M., E. Laara & C. S. Muir. 1988. "Estimates of the world-wide frequency of sixteen major cancers in 1980," *International Journal of Cancer*, 41: 184-197.
2. Directorate General of Health Services. 1984, "Ministry of Health and Family Welfare, Goverment of India, National Cancer Control Program for India," New Delhi: Directorate General of Health Service.
3. Ministry of Health, Republic of Chile. 1988, *General Strategies and Provisions for Cancer Control in Chile,* Geneva: World Health Organization.
4. Ministry of Health, Republic of Indonesia in Cooperation with WHO. 1989, *National Cancer Control Programme in Indonesia,* The Cancer Unit, Geneva: World Health Organization.
5. Nair, M. K. 1988, *Ten Year Action Plan for Cancer Control in Kerala,* The Cancer Unit, Geneva: World Health Organization.
6. Yang, J. H. & Z. H. Woo. 1987, *Proposal for a Cancer Control Programme for the Republic of Korea,* Geneva: World Health Organization.
7. Eddy, D. 1986, "Setting Priorities for cancer control programs," *Journal of the National Cancer Institute,* 76: 187-199.
8. Koroltchouk, V., K. Stanley & J. Stjernsward. 1990, *The Control of Breast Cancer,* A World Health Organization perspective Cancer, 65: 2803-2810.
9. Stjernswärd, J. 1988, "WHO cancer pain relief program," *Cancer Surveys,* 7: 195-208.
10. Stjernswärd, J. 1990, "National training of radio- therapists in Sri Lanka and Zimbabwe: priorities and strategies for cancer control in developing countries," *International Journal of Radiation Oncology, Biology and Physics,* 19: 1275-1278.

11. Stjernswärd, J. 1985, "Cancer control: strategies and priorities," *World Health Forum*, 6: 160-164.

12. Stjernswärd, J. et al. 1986, "National cancer control programs and setting priorities," *Cancer Detection and Prevention*, 9: 113-124.

13. World Health Organization. 1984, *Guiding principles for the formulation of National Cancer Control Programmes in developing countries*, Geneva: World Health Organization(unpublished document CAN/84.1, available on request from Cancer and Palliative Care, World Health Organization, 1211 Geneva 27, Switzerland).

14. World Health Organization. 1984, "Control of oral cancer in developing countries," *Bulletin of the World Health Organization*, 62: 817-830.

15. World Health Organization. 1985, "Essential drugs for cancer chemotherapy," *Bulletin of the World Health Organization*, 63: 997-1002.

16. World Health Organization. 1985, "Control of cancer of the cervix uteri," *Bulletin of the World Health Organization*, 64: 607-618.

17. World Health Organization. 1986, "The use of quantitative methods in planning national cancer control programmes," *Bulletin' of the World Health Organization*, 64: 683-693.

18. Dunn, J. 1977, "Breast cancer among American Japanese in the San Francisco Bay area," *National Cancer Institute Monographs*, 47: 157-160.

19. Artvinli, M. & Y. Baris. 1979, "Malignant mesothelioma in a small village in the Anatolian region of Turkey: An epidemiologic study," *Journal of the National Cancer Institute*, 63: 17-22.

20. Menck, H. R. 1977, *Cancer incidence in Mexican-Americans. National Cancer Institute Monographs*, 47: 103-106

21. Hammond, E. C. et al. 1979, "Asbestos exposure, cigarette smoking and death rates," *Annals of the New York Academy of Science*, 330: 473-490.

22. Kato, H. & W. J. Schull. 1982, "Studies of the mortality of A-bomb survivors(Cancer Mortality 1950-1978)," *Radiation Research,* 90: 395-432.

23. Tomatis, L., A. Aitio & N. E. Day et al(eds.). 1990, "Cancer: Causes, Occurrence and Control," *Lyon, International Agency for Research on Cancer*(IARC Scientific Publications No. 100).

24. Lanier, A. P. et al. 1973, "Cancer and stilbestrol: A follow-up of 1719 persons exposed in utero and born 1943-1959," *Mayo Clinic Proceedings,* 48: 793-799.

25. Committee on Diet and Health. 1989, *Diet and Health. Implications for Reducing Chronic Disease Risk,* Washington DC: National Academy Press.

26. Pott, P. 1775, *Chirurgical Observations Relative to the Cataract, the Polypus of the Nose, the Cancer of the Scrotum, the Different Kinds of Ruptures, and the mortification of the Toes and Feet,* London: London, Hawes, Clarke and Collins.

27. Decoufle, P. 1982, "Occupation as a cause of cancer," in: D. Schottenfeld & J. Fraumeni(eds.), *Cancer Epidemiology and Prevention, Saunders,* Philadelphia: W. B.

28. Miller, A. B., G. R. Howe & G. J. Sherman et al. 1989, "Mortality from Breast cancer after radiation during fluoroscopic examination in patients being treated for tuberculosis," *New England Journal of Medicine,* 321: 1285-1289.

29. IARC Monographs. 1987, "Supplement 7. Overall evaluations of carcinogenicity: an updating of IARC Monographs 1-42," Lyon: International Agency for Research on Cancer.

30. Miller, A. B. 1991, "Risk/benefit considerations of antiestro-gen/estrogen therapy in healthy postmenopausal women," *Preventive Medicine,* 20: 79-85.

31. Committee on Environmental Epidemiology. 1991, *Ha zardous Waste Sites,* Washington DC: National Academy Press.

32. Doll, R. & R. Peto. 1981, "The causes of cancer: Quan- titative estimates of avoidable risks of cancer in the United States today," *Journal of the National Cancer Institute,* 66: 1191-1308.

33. Waterhouse, J. et al. 1976, *Cancer Incidence in Five Continents,*

Vol.3. Lyon, International Agency for Research on Cancer (IARC Scientific Publication, No. 15).

34. Hodgson, T. & D. Rice. 1982, "Economic impact of cancer in the United States," in: D. Schottenfeld & J. Fraumeni(eds.), *Cancer epidemiology and prevention,* Philadelphia: Saunders.

35. IARC Monographs. Vol.38. 1986, "Tobacco smoking," Lyon: International Agency for Research on Cancer.

36. World Health Organization. 1983, "Smoking control strategies in developing countries," *Report of a WHO Expert Committee,* Geneva: World Health Organization(WHO Technical Report Series, No. 695).

37. Fielding, J. 1986, "Smoking: Health effects and control," in: J. Last(ed.), *Public Health and Preventive Medicine*(12th ed.), Appleton-Century-Crofts, Norwalk: CT.

38. Roemer, R. 1986, *Recent Developments in Legislation to Combat the World Smoking Epidemic,* World Health Organization, Geneva: World Health Organization(unpublished document WHO/SMO/HLE/86.1, available on request from Tobacco or Health, World Health Organization, 1211 Geneva 27, Switzerland).

39. Lewitt, E. M. et al. 1981, "The effects of government regulation on teen-age smoking," *Journal of Law and Economics,* 24: 545-573.

40. US Department of Health and Human Services. 1964, *Smoking and Health,* A report of the Surgeon-General, Washington DC.

41. Breslow, L. & W. Cumberland. 1988, "Progress and objectives in cancer control," *Journal of the American Medical Association,* 259: 1690-1694.

42. World Health Organization. 1990, "Diet, nutrition and the prevention of chronic disease," *Report of a WHO Study Group,* Geneva: World Health Organization(WHO Technical Report Series, No. 797).

43. Miller, A. B.(eds.), 1988, "Diet and the Aetiology of Cancer," European School of Oncology Monographs, Heidelberg: Springer Verlag.

44. Howe, G. R., T. Hirohata & T. G. Hisiop et al. 1990, "Dietary factors and risk of breast cancer: combined analysis of 12 case-control studies," *Journal of the National Cancer Institute,* 82: 561-569.

45. Van't Veer, P., F. G. Kok & HAM. Brants et al. 1990, "Dietary fat and the risk of breast cancer," *International Journal of Epidemiology,* 19: 12-18.

46. Ewertz, M. & C. Gill, 1990, "Dietary factors and breastcancer risk in Denmark," *International Journal of Cancer,* 46: 779-784.

47. Howe, G. R. & C. M. Freidendrich, M. Jain & A. B. Miller. 1991, "A cohort study of fat intake and risk of breast cancer," *Journal of the National Cancer Institute,* 83: 336-340.

48. Vattn, L. J., K. Solvoll & E. B. Løken. 1990, "Frequency of meat and fish intake and risk of breast cancer in a prospective study of 14,500 Norwegian women," *International Journal of Cancer,* 46: 12-15.

49. Whittemore, A. S., A. H. Wu-Williams & M. Lee, et al. 1990, "Diet, physical activity, and colorectal cancer among Chinese in North America and China," *Journal of the National Cancer Institute,* 82: 915-926.

50. Willett, W. C., M. J. Stampfer & G. A. Coiditz et al. 1990, "Relation of meat, fat, and fiber intake to the risk of colon cancer in a prospective study among women," *New England Journal of Medicine,* 323: 1664-1672.

51. Shu, X. O., Y. T. Gao & J. M. Yuan, et al. 1989, "Dietary factors and epithelial ovarian cancer," *British Journal of Cancer,* 59: 92-96.

52. Giovannucci, E. et al. 1993, "A prospective study of dietary fat and risk of prostate cancer," *Journal of the National Cancer Institute,* 85: 1571-1579.

53. Trock, B., E. Lanza & P. Greenwald, 1990, "Dietary fiber, vegetables, and colon cancer: Critical review and metaanalysis of the epidemiologic evidence," *Journal of the National Cancer Institute,* 82: 650-661.

54. De Stefani, E. & N. Munoz & J. Estéve et al. 1990, "Mate

drinking, alcohol, tobacco, diet, and esophageal cancer in Uruguay," *Cancer Research* 50: 426-431.

55. Chang-Chaude, J. C., J. Wahrendorf & Q. S. Liang, et al. 1990, "An epidemiological study of precursor lesions of esophageal cancer among young persons in a high-risk population in Huixian, China," *Cancer Research,* 50: 2268-2274.

56. Le Marchand, L., C. N. Yoshizawa & L. N. Kolonel et al. 1989, "Vegetable consumption and lung cancer risk: a population-based case-control study in Hawaii," *Journal of the National Cancer Institute,* 81: 1158-1164.

57. Jain, M., J. D. Burch & G. R. Howe et al. 1990, "Dietary factors and risk of lung cancer: results from a case-control study, Toronto: 1981-85," *International Journal of Cancer,* 45: 287-293.

58. Kalandidi, A., K. Katsouyanni & N. Voropoulou et al. 1990, "Passive smoking and diet in the etiology of lung cancer among non-smokers," *Cancer Causes and Control,* 1: 15-21.

59. McLaughlin, J. K., G. Gridley & G. Block et al. 1988, "Dietary factors in oral and pharyngeal cancer," *Journal of the National Cancer Institute,* 80: 1237-1243.

60. Rossing, M. A., T. L. Vaughan & B. McKnight. 1989, "Diet and pharyngeal cancer," *International Journal of Cancer,* 44: 593-597.

61. IARC Monographs. Vol.44. 1988, "Alcohol drinking," Lyon: International Agency for Research on Cancer.

62. Rankin, J. & M. J. Ashley, 1985, "Alcohol-related health problems and their prevention," in: J. Last(ed.), *Public Health and Preventive Medicine,* 12th ed., Appleton-Century-Crofts, Norwalk: CT.

63. Miller, A. B. 1984, "The information explosion. The role of the epidemiologist," *Cancer Forum,* 8: 67-75.

64. World Health Organization. 1983, "Prevention of liver cancer," *Report of a WHO Meeting,* Geneva: World Health Organization (WHO Technical Report Series, No. 691).

65. Cheever, A. W. 1978, "Schistosomiasis and neoplasia," *Journal of the National Cancer Institute,* 61: 13-18.

66. Hakama, M., J. Chamberlain & N. E. Day et al. 1985, "Evaluation of screening programmes for gynaecological cancer," *British Journal of Cancer*, 52: 669-673.
67. Miller, A. B., J. Chamberlain & N. E. Day et al. 1990, "Report of a workshop of the UICC project on evaluation of screening for cancer," *International Journal of Cancer,* 46: 761-769.
68. Miller, A. B(ed.). 1992, *Cervical cancer screening programmes: managerial guidelines,* Geneva: World Health Organization.
69. Hakama, M. 1982, "Trends in the incidence of cervical cancer in the Nordic countries," in: K. Magnus(ed.), *Trends in Cancer Incidence,* Washington DC: Hemisphere Publishing Corporation.
70. Fletcher, S. W. et al. 1993, "Report of the international workshop on screening for breast cancer," *Journal of the National Cancer Institute,* 85: 1644-1656.
71. Shapiro, S., W. Venet & P. Strax, et al. 1988, "Current results of the breast cancer screening randomized trial: The Health Insurance Plan(HIP) of Greater New York," in: N. E. Day & A. B. Miller(eds.), *Screening for Breast Cancer,* Toronto: Hans Huber.
72. Gastrin, G. et al. 1986, *Incidence and Mortality from Breast Cancer in the Mama Programme for Breast Screening in Finland, 1973 to 1986*(in press).
73. Miller, A. B. & M. Tsechkovski, 1987, "Imaging tech nologies in breast cancer control: summary of a report of a World Health Organization meeting," *American Journal of Roentgenology,* 148: 1093-1094.
74. Miller, A. B. 1989, "Mammography: A critical evaluation of its role in breast cancer screening, especially in developing countries," *Journal of Public Health Policy,* 10: 486-498.
75. A World Health Organization Cooperative Investigation. *Protocol of a Study of the Effectiveness of Physical Examination of the Breasts and Breast Self-examination in Screening for Breast Cancer*(Unpublished document available on request from WHO Collaborating Center for Evaluation of Screening for

Cancer, Department of Preventive Medicine and Bio-statistics, University of Toronto, Toronto, Ontario, Canada: M5S 1A8).

76. Miller, A. B. et al. 1992, "The Canadian National Breast Screening Study: breast cancer detection and mortality in women age 50~59 on entry," *Canadian Medical Association Journal*, 147: 1477-1488.

77. Selby, J. et al. 1992, "A case-control study of screening sigmoidoscopy and mortality from colorectal cancer," *New England Journal of Medicine*, 326: 653-657.

78. Newcomb, P. A. et al. 1992, "Screening sigmoidoscopy and colorectal cancer mortality," *Journal of the National Cancer Institute*, 84: 1572-1575.

79. Mandel, J. S. et al. 1993, "Reducing mortality from colorectal cancer by screening for fecal occult blood," *New England Journal of Medicine*, 328: 1365-1371.

80. Prorok, P. C., J. Chamberlain, N. E. Day et al. 1984, "UICC workshop on evaluation of screening programmes for cancer," *International Journal of Cancer*, 34: 1-4.

81. "Essential drugs for cancer chemotherapy," *Bulletin of the World Health Organization*, 1994, 72(5): 693-698.

82. Baquet, C. R. et al. 1986, *Cancer among blacks and other minorities: Statistical profiles*, National Cancer Institute, Bethesda: MD(Public Health Services Publication, No. NIH 86-2785).

83. *Cancer Pain Relief*. 1986, Geneva: World Health Organization.

84. World Health Organization. 1990, *Cancer Pain Relief and Palliative Care, Report of a WHO Expert Committee*, Geneva: World Health Organization(WHO Technical Report Series, No. 804).

85. Ping, L. et al. 1982, "National survey of cancer mortality in China," in: K. Aoki et al(eds.), *Cancer Prevention in Developing Countries*, Nagoya: University of Nagoya Press.

86. National Cancer Institute, 1981, *Surveillance, Epidemiology and End-results: Incidence and Mortality Data 1973-1977*, National Cancer Institute, Bethesda: MD(NCI Monograph, No.57, NIH publication No.81-2330).

87. World Health Organization. 1976, *WHO Handbook for Standardized Cancer Registries(hospital based)*, Geneva: World Health Organization.

88. World Health Organization. 1981, *Global Strategy for Health for all by the year 2000*, Geneva: World Health Organization ("Health for All Series," No.3).

89. Habbema, J. D. F. et al. 1987, "A simulation approach to cost-effectiveness and cost-benefit calculations of screening for the early detection of disease," *European Journal of Operational Research*, 29: 159-166.

90. Armstrong, B. K. 1992, "The role of the cancer registry in cancer control," *Cancer Causes and Control*, 3: 569-579.

부록 1

각 지역의 연령별 사망률에 따른 예상 암 사망률의 계산

(부표)

	성별	0~14	15~44	45~64	65+	모든 연령
				연령군(세)		
중남아메리카 카리브지역	남	0.07	0.19	2.6	10.7	0.83
	여	0.06	0.24	2.4	7.3	0.75
사하라 이남 아프리카	남	0.02	0.14	2.2	8.6	0.52
	여	0.03	0.26	2.4	6.0	0.58
동지중해 북아프리카	남	0.05	0.18	2.4	9.1	0.64
	여	0.04	0.25	2.3	6.1	0.60
아시아	남	0.05	0.22	2.5	8.2	0.76
	여	0.04	0.22	2.2	5.4	0.64

주: 연간 사망률로부터 암의 연간 발생률을 유추하려면 각 지역의 총 사망수에 남자의 경우에는 1.5를 곱하고 여자의 경우에는 1.7을 곱한다. 이로부터 나온 결과치는 전체 암 발생률의 근사치일 따름이며 각 연령층이나 특정 암의 발생률의 계산에 이용할 수는 없다.

부록 2

국가 암 관리사업에 대한 워크숍의 개략적 일정

1. 기초 통계(인구 수, 평균수명, 도시/농촌지역, 종족 수, 경제상태)
2. 국가의 10대 사망 원인
3. 국가의 10대 암: 발생률, 사망률, 유병률, 진단 당시의 암의 병기
4. 위험 요소와 생활 습성

① 나이, 성별, 거주지역(도시와 농촌), 경제상태에 따른 성인과 청소년
의 흡연 상태

② HBV 감염의 유병률과 만성 보균 상태

5. 전문가 및 자발적 단체를 모두 포함한 암 관리의 각 영역에서 국가내
책임 있는 단체에 대한 기술. 그리고 현재 정부와 비정부단체와의 협력
상황

6. 암 관리사업의 자원들

① 인력자원, 건물, 장비, 약물

② 자료, 예산안

③ 진단받은 암 환자의 수

7. 현재의 암 관리활동

① 예방, 대중 및 전문가교육, 조기발견사업, 진단, 치료 및 재활, 고식
적 치료, 연구활동 등

② 특정 암의 조기진단을 위한 집단검진사업에 대해 국가적으로 승인된
지도, 권고안이 있는가?

③ 명확한 국가정책이 설립되어 있는가? 항암 치료 약물에 대한 정책은
수립되어 있는가? 일반적인 약물은 용이하게 구할 수 있는가? 경구용
모르핀은? 환자의 이송 시스템은 잘 되어 있는가?

④ 암에 대한 고식적 치료와 암에 의한 통증 발생시 경감시키기 위한 활
동 상태는?

8. 국가 암 관리사업

① 사용 가능한 자원 내에서 일에 대한 접근을 하고 우선 순위를 정한
다.

② 일에 대한 평가 기준 설립

③ 관리

④ 자금 관리-암은 보건복지부의 관심 목록에서 우선 순위에 들어 있
나?

국가 암 관리사업 워크숍 프로그램 사례

제1일: 오전 회의

1. 등록

2. 환영사

3. 강연: "국가 암 관리사업 실행에 필요한 것은 무엇인가," "국가 암 관리사업이 왜 필요한가"

4. 연자 발표:

- 국가의 암의 상태, 인구학적 요소들, 암의 발생 경향, 국가의 중요한 암

- 국가에 의해 제공되는 서비스와 하부 조직

- 비정부조직에 의해 제공되어지는 서비스와 하부 조직

5. 소그룹 토의

① 암의 유병률: 암 정복 사업의 목표가 되어야 할 암

② 위험 요소, 위험 환경, 국민의 생활 습관

③ 조직, 자원, 협동

제1일: 오후 회의

6. 연자 발표:

- 암의 예방

- 암 환자에 대한 관리와 도움 제공

7. 소그룹 토의

④ 암의 예방

⑤ 암의 조기 진단

⑥ 치료

제2일: 오전 회의

8. 회의 진행자가 총회에서 토의 그룹 I-VI 의 결과 발표

9. 연자 발표:

- 국가내 암 교육의 개괄

- 국가정책과 법률의 개괄

10. 소그룹 토의

⑦ 암에 대한 교육

⑧ 고식적 치료와 도움 제공

⑨ 국가정책과 법률안

제2일: 오후 회의

11. 연자 발표:

- 사회에 어떻게 접근할 것인가?

- 암 관리 활동을 위한 기금 조성

12. 소그룹 토의

⑩ 사회에 어떻게 접근할 것인가?

⑪ 암 관리 운동에 대한 연구

⑫ 암 관리 활동을 위한 기금 조성

제3일: 오전 회의

13. 회의 진행자가 총회에서 연구 그룹 VII-XII 의 결과 발표

14. 연자 발표:

- 왜 사회는 암 관리 운동을 필요로 하는가?

15. 소그룹 토의

⑬ 목표 결정: 국가 암 관리사업의 시작

⑭ 국가 암 관리사업의 평가

⑮ 국가 암 관리사업 내의 조정과 의사소통 방법

제3일: 오후 회의

16. 회의 진행자가 총회에서 연구 그룹 XIII-XV의 결과 발표

17. 국가 암 관리사업에 대한 일반 토론: 결론 유도

18. 전반적 주제 정리 및 워크숍에 대한 보고서 작성

19. 국가 암 관리위원회 운영위원회의 결성

20. 의장의 폐회사

주: 1. 워크숍에 대한 상기 예는 1993년 남아프리카서 개최된 "암 관리 워크숍"의 내용임을 밝혀둔다.

2. 상기 언급된 워크숍에서는 많은 수의 참석자들에게 그들의 관심영역과 전문적인 의견들에 대한 배경 설명서를 준비하라고 사전에 요청하였다. 이 설명서는 다 모아져서 워크숍이 시작되기 전에 각 회담자에게 전달되었다.

3. 각각 연구그룹은 회의 진행자와 회담 기록자가 포함되어 있었다. 회의 진행자들은 각 회의를 진행하기에 앞서 전문가들에게 그들의 역할에 대해 간단한 설명을 들었다. 그들의 역할은 토론을 용이하게 진행하는 것이며, 주제에 대한 관점을 표현하며, 그들 자신의 개인적인 생각을 연구 참석자들에게 강요하지 않는 것이었다. 연구그룹 모임의 끝에 회담 기록자의도움을 받아 다음날 총회에서 발표할 내용에 대한 보고서를 작성하게 하였다.

4. 암 정복 사업에 대한 명망 있는 전문가가 워크숍 전체의 회의 진행자로 지명되었으며, 그는 전체 워크숍에 대한 보고서를 책임지고 작성하였다.

부록 4

국가 암 관리사업의 평가

(부표)

평가항목	프로그램	1차 예방	조기진단과 집단검진사업	치료	고식적 치료
과정평가/ 설립과정	관련 정부 부처에 의해 공인된 관리 계획	국가적 위원회 창립	조기진단을 위한 정책	치료지도안에 대한 동의	통증 경감 관련 정책 채택 의료인 교육
	임명된 국가 암관리 계획의 지도자	시행된 위험인자에 대한 시범적 역학조사	우선적 암에 대한 집단 검진 사업 항암제	채택된 항암치료에 필요한 항암제 목록작성	경구용 모르핀 사용에 대한 허가법령
과정평가/ 암프로그램 시행	관련정부/비정부 조직과 함께 프로그램 시행 위해 협력	80% 이상의 학교에서 금연 교육시행	대상 인구의 80% 이상에서 한 번 이상 검진 받음	70% 이상의 일차의료인들이 완치적 치료에 대한 교육을 받음	50% 이상 일반병원에서 세계보건기구 지도안 채택
		영아의 70% 이상이 HBV 예방 접종을 받음	대상 인구의 70% 이상에서 집단검진 받음	20% 이상의 암환자가 근치적 치료를 받음	50% 이상의 일반 병원에서 세계보건기구 지도안 채택
단기평가 (5년 이내)	모든 관련된 분야의 사람들이 암에 대한 지식의 괄목할 만한 성장	일반 인구에서 위험인자에 대한 노출 경감	30% 이상의 암이 검진사업을 통해 발견	50% 이상의 암환자가 1년 이상 생존	암으로 인한 통증 환자 중 50% 이상이 경구용 모르핀 제공 받음
중간 평가 (10년 이내)	암의 발생률과 다른 질환의 발생률에 대한 국가 암 관리계획의 효과	다른 질환의 발생률의 격감(심혈관질환, 호흡기 질환 등)	프로그램 실시 후 진행 암 빈도가 30% 이상 감소	30% 이상의 암환자가 5년 이상 생존	암으로 인한 통증의 30%가 감소
후기평가 (20년 이내)	암 사망률의 15% 이상 감소	관련된 암(예, 흡연과 폐암과의 관련)의 발생 감소	관련된 암 사망률이 15%이상 감소	치료에 의해 암 사망률이 10% 이상 감소	암으로 인한 통증의 80% 이상 감소

세계보건기구

    세계보건기구(World Health Organization, 보통 WHO로 줄여서 부름)는 국제연합(UN) 산하 전문기관의 하나로 건강 향상과 질병 퇴치를 위한 국제적 협력기구이다. 1946년 헌장이 만들어지고, 1948년 활동을 시작한 이래, 거의 모든 국가가 참여하여 1992년 현재 회원국 수는 168개 국에 이르고 있다.

    세계보건기구는 전인류가 가능한 한 최고 수준의 건강을 달성하도록 하는 데 목적(헌장 제1조)을 두고 있으며, 이를 위하여 각국의 정부와 관련 기관의 협조 아래 건강과 질병에 관련된 여러 종류의 사업을 전개하고 있다.

    세계보건기구는 중앙에 세계보건총회(World Health Assembly), 실행위원회, 사무국의 3개 조직이 있다. 전세계를 아프리카, 동지중해, 동남아시아, 서태평양, 아메리카, 유럽의 6개 지역으로 나누어 각각 자치적인 활동을 하고 있다. 우리나라는 서태평양 지역에 속해 있다. 서태평양 지역(Western Pacific Region)의 사무국은 필리핀의 마닐라에 있으며, 1989년 이후 우리나라의 한상태(韓相泰) 박사가 사무처장을 맡고 있다. 각 나라별로 세계보건기구 대표(WHO Representative)를 둔다.

    세계보건기구의 재정은 주로 각국의 분담금으로 충당된다. 1991~1992 회계년도의 경우 6억 5천만 달러의 예산을 집행하였다. 우리나라도 0.21%(140만 달러)를 부담한 바 있다. 과거에는 수혜국이었으나, 이제는 부담액이 더 큰 공여국이 되었다.

    세계보건기구는 인류의 건강한 삶이라는 이상을 달성하기 위하여 1950~60년대에는 말라리아, 결핵, 천연두 등 감염성 질환의 퇴치에 노력을 기울여, 큰 성과를 거두었다. 최근에는 AIDS의 관리, 환경보건의 개선 등에 적극 노력하고 있다. 세계보건기구가 정한 각종 기준, 질병분류, 질병관리체계는 세계적인 표준이 된다. 1970년대에 들어서는 '보건의료체계'를 강화하기 위한 사업을 전개하였다. 이러한 노력의 대표적인 예가 1978년 전 회원국이 모여 채택한 '알마아타(Alma Ata) 선언'이다. "모두에게 건강을(Health For All)"이라는 장기적 목표를 이루기 위하여, 새로운 의료질서로서 '일차보건의료'의 개념을 제시하였다. 이는 세계 각국의 보건의료 발전과 정책 수립에 매우 큰 영향을 미치고 있다. 일차보건의료는 이제 '국가 보건의료체계의 방향 재정립'과 '지역보건의료체계'의 구성이라는 더 높은 개념으로 발전되고 있다. 우리나라에서도 경기도 연천군, 강원도 화천군, 전라남도 곡성군, 대구시 남구 등에서 지역보건의료체계 사업이 진행되고 있다.

184

▶ 서울대학교 의과대학 암연구소 소개 ◀

서울대학교 의과대학 암연구소는 1963년에 설립되어 1991년 한국과학재단으로
부터 암연구센터로 지정, 현재는 국내 암 연구의 중심기관으로 활동하고 있다.
1996년 3월 1일에는 암 연구에 관한 활동력을 인정받아 의과대학부속 법정 연
구소로 승격되었다. 연구분야에서는 국내 유일의 세포주 은행과 유전자 이식
생쥐센터를 설립하였고, 발암기전, 암의 전이기전, 암의 진단 및 치료, 암 세포
살상기전 등 4개 분야를 중심으로 국내에서 가장 왕성한 활동을 하고 있으며
국내외 전문학술지에 우수한 논문을 다수 게재하고 있다. 또한, 매주 화요암세
미나를 열어 암의 연구에 관한 정보교류를 원활히 하는 것과 매년 정기적으로
국제 암 심포지엄을 개최하여 국내의 암연구전문가들에게 최신의 지견(知見)을
제공하고 있기도 하다. 명실공히 국제적인 암연구기관으로 발돋움하기 위하여
앞으로는 재원확보와 우수인력양성에도 많은 노력을 경주할 것이다.

눌원보건문고 16

암정복을 위한 국가전략

ⓒ 서울대학교 의과대학 의료관리학교실, 1996

지은이／세계보건기구(World Health Organization)
옮긴이／서울대학교 의과대학 암연구소
펴낸이／김종수
펴낸곳／도서출판 한울

편집／양승미

초판 1쇄 인쇄／1996년 7월 8일
초판 1쇄 발행／1996년 7월 18일

주소／120-180 서울시 서대문구 창천동 503-24 휴암빌딩 201호
전화／326-0095(대표)
팩스／333-7543
등록／1980년 3월 13일, 제14-19호

Printed in Korea.
ISBN 89-460-2360-0 94510

* 값 6,000원